艾草

基础研究及实用技术

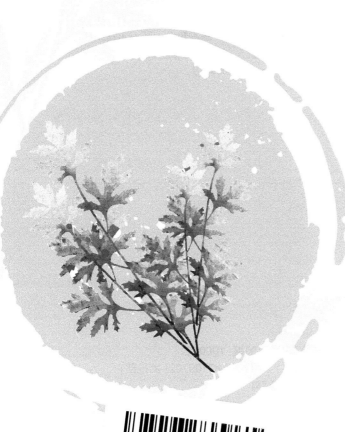

宋梅芳 顾海科 刘桂君 杨素玲 主编

中国农业科学技术出版社

图书在版编目（CIP）数据

艾草基础研究及实用技术／宋梅芳等主编 . --北京：中国农业科学技术出版社，2021. 8
（2024.7 重印）
ISBN 978-7-5116-5257-7

Ⅰ.①艾… Ⅱ.①宋… Ⅲ.①菊科-药用植物-基本知识 Ⅳ.①R282.71

中国版本图书馆 CIP 数据核字（2021）第 056632 号

责任编辑　周　朋
责任校对　马广洋
责任印制　姜义伟　王思文

出 版 者　中国农业科学技术出版社
　　　　　北京市中关村南大街 12 号　邮编：100081
电　　话　（010）82106643（编辑室）　　（010）82109702（发行部）
　　　　　（010）82109709（读者服务部）
传　　真　（010）82106631
网　　址　http：//www.castp.cn
经 销 者　各地新华书店
印 刷 者　北京捷迅佳彩印刷有限公司
开　　本　170 mm×240 mm　1/16
印　　张　11. 5
字　　数　202 千字
版　　次　2021 年 8 月第 1 版　2024 年 7 月第 2 次印刷
定　　价　58. 00 元

前　言

　　艾草，有医草、灸草、香艾、艾蒿、冰台等二十几种别名，菊科蒿属，多年生草本或略成半灌木状宿根草本植物，主要分布在中国、日本和朝鲜半岛，俄罗斯远东地区亦有零星分布。中国是艾草的原产地和主产区，有野艾和家艾之分。早在2 000多年前，艾草就已是重要的民生植物，《诗经·王风·采葛》《黄帝内经》《五十二病方》《博物志》《本草纲目》《本草备要》《本草从新》《本草图经》《植物名实图考》等典籍中对其均有记载。

　　长久以来，艾草对人类的健康长寿做出了巨大的贡献。艾草全草入药，被誉为"百草之王"，具有理气、驱寒、温经、止血、安胎、消炎、平喘等功效，尤其对治疗呼吸道疾病、消化道疾病、妇科疾病、皮肤科疾病、肿瘤、前列腺疾病等具有十分显著的效果。艾草治病以艾灸最为突出，艾灸历史悠久，起源于西周之前，艾灸被古代医家认为"透诸经而治百病"，《黄帝内经》云："针之不到、药之不及、必须灸之。"《扁鹊心书》云，"人于无病之时，常灸关元、中脘、气海、命关，虽未得长生，亦可保百年寿矣""保命之法，灼艾第一"。

　　艾草在瘟病防治方面也早有记载。孙思邈在《备急千金要方》中把熏烟防疫作为重要防疫方法之一。《中国疫病史鉴》记载，西汉以来2 000多年里，中国先后发生过321次疫病流行，由于中医的有效预防和治疗，在有限的区域和时间内控制了疫情蔓延。东晋著名的医药学家葛洪在他的《肘后备急方》中就介绍了用艾叶烟熏消毒预防瘟疫传染的方法：在瘟疫流行时，"以艾灸病人床四角，各一壮，令不相染"，而且认为用这种方法预防疫病传染，效果极佳。据历史记载，在赴疫区前，中医们都要在自己身上用艾炷烧灼灸疮，以防止被传染；在疫情当地，也是用艾叶烟熏以防御，艾灸烟抗菌、抗真菌、抗病毒。2020年，一场突如其来的新冠肺炎疫情，更是加快推进了人们对艾草的认知度、接受度。疫情防控期间，包括艾草在内的中草药受到越来越多消费者的青睐，全国多地医院均将艾叶烟熏、艾叶洗浴、艾叶洗手、艾灸防瘟、佩戴香囊等作为防疫的建议和重要手段。仝小林院士认为，新型冠状病毒肺炎的病邪为"寒湿"，所以应该慎用苦寒药，患者饮食要避免寒凉，食用温热饮食。除了服用中药，中医还有艾灸的治疗方法可以试用，如灸神阙、关元、气海、胃脘、足三里等，可以温阳散寒除湿、调理脾胃、提高机体的免疫功能。疫情散去，人们会更加注重养生、保健，客观上为艾制品"飞入"千家万户打开了方便之门。

现代研究表明，艾草中维生素 A、B 族维生素、维生素 C、脂肪、矿物质、多糖含量非常丰富，还含有挥发油、黄酮、胆碱、菊苷等功能成分。由于艾草的营养成分和功能特性，艾草在食用、家纺、日化、医药等方面的用途发展迅速，产品品种超过千种。随着国民保健意识的提高，艾草产业的发展非常迅速，国内已形成两大产业基地南阳艾和蕲艾，从事艾草研究的人员也越来越多。

近些年，大众对艾灸等中医疗法，以及对艾制品在日常生活中应用的接受度和关注度越来越高，然而，关于艾草及其有效成分的研究、开发和利用还处于相对比较原始的状态，仅限于艾灸和一些传统日化用途，整个艾产业链还处于小而散的低端发展阶段。为了推动艾的开发利用，增加民众对艾和中医的认识，本书从对艾草的认识和应用历史、艾草栽培技术、化学物质及其作用机理等方面进行了全面而系统的梳理，为整个艾产业的发展提供了科普资料。

本书是在北京市辐射中心的大力支持下完成的，河南国医仲景艾草产业园提供了部分艾草产品图片，在这里一并表示感谢。

编者

2021 年 3 月

目　　录

第一章　艾草的认识和应用历史

艾草是我国劳动人民认识和使用较早的植物，在古代社会曾被认为是引取天火的媒介物。随着人们对艾草的认识越来越深入，其逐渐应用于药物、食物，直到今天的家纺、日化等领域。本章将对艾草的认识和应用历史进行归纳总结。

第一节　有关艾草的历史记载

我国古人对艾草的认识是逐步的。艾草在古代社会曾被认为是引取天火的媒介物。我们的祖先将冰削为凸透镜，将太阳光聚集到艾绒上，利用其易燃性生火，故艾草又名"冰台"。

艾草在很多古籍中还有别名。古籍记载艾草有冰台、艾蒿、黄草、医草、灸草、香艾、家艾、白蒿、白艾、蕲艾等二十几种别名。在西汉时期史游的《急就篇》和北宋时期赵令畤的《侯鲭录》均有"艾，一名冰台，一名医草"的记载。西晋时期的《博物志》和不早于战国时期的《尔雅》也有冰台的记载："削冰令圆，举以向日，以艾承其影得火，故号冰台""艾，冰台"。明代李时珍的《本草纲目》有灸草的记载，"艾，医家用灸百病，故曰灸草。"《广群芳谱·卷九十五》记载："艾，名医草，一名冰台，一名艾蒿。"《神农百草经》中记载了白蒿。据考证，白蒿就是艾草。

古籍中也对艾草的形态进行了描述。宋代苏颂的《本草图经》记载，"艾叶……初春布地生苗，茎类蒿而叶背白，以苗短者为佳。采叶暴干，经陈久方可用"，并附有艾草图片，是现存本中最早对艾叶性状特征有描述的书籍。明代刘文泰的《本草品汇精要》转引《本草图经》中对艾叶形态特征的描述："初春布地生苗，茎类蒿而叶背白，甚香。"陈嘉谟的《本草蒙筌》记载："（艾叶）初春布地生，与草蒿状颇类，但叶背白，风动微香。"

一、艾草在中国的药用历史记载

先秦时期的《山海经》有艾草用于巫术的记载："扎刍草以像人形，扎草人而疗人疾病。"此时期巫术与巫医是混杂的。其后慢慢发展为家家户户在农历四到五月将艾草扎成人形挂于门窗以祛除鬼怪。艾的使用在由巫到医的过程中，东晋著名医药学家、炼丹家葛洪发挥了不容忽视的推动作用。其撰写的《肘后备急方》《金匮药方》《神仙传》《集异传》等著作中收载了艾叶、艾灸的药方和用法，其中在《肘后备急方》记载"以艾灸病人床四角，各一壮，令不相染"，是以艾叶烟熏消毒，预防瘟疫传染病。

不同时期的书籍详细记载了艾草的药用历史。出土于马王堆汉墓的《五十二病方》中记载："以艾裹，以艾灸癫者中颠，令烂而已。"战国时期的儒家经典《孟子》载"犹七年之病，求三年之艾也"，说明艾在当时已成为重要的治病药物。成书于汉末的《名医别录》记载："艾汁叶味苦，微温，无毒。主灸百病，可作煎，止下痢，吐血，下部若疮，妇人漏血。"该著作论述了艾的药性理论，这是艾叶被作为药物的正式记载。东汉的医圣张仲景《伤寒论》和《金匮要略》都明确提到关于艾的药方。一个是胶艾汤，用来治疗妇科病；另一个是柏叶汤，用来治疗出血。华佗也在《华氏中藏经》记载了艾灸的应用。唐代的药王孙思邈《千金要方》记载了艾叶可以治疗皮癣。除此以外，还大量记载了灸法治疗妇科、儿科、五官科等多学科疾病的许多内容。明代被誉为集 16 世纪以前农学之大成的《群芳谱》对艾草的用法做了进一步的记载："五月五日采艾，为人悬门户上，可禳毒气。其茎干之，染麻油引火点灸，滋润灸疮不痛，又可代芪草作烛心。"明代李时珍的父亲李言闻所撰的《蕲艾传》是最早关于艾草的专著。药圣李时珍在《本草纲目》中记载："凡用艾叶，须用陈久者，治令细软，谓之熟艾。若生艾灸火则伤人肌脉。"清代汪昂的《本草备要》、杨时泰的《本草述钩元》、吴其浚的《植物名实图考》和吴仪洛的《本草从新》对艾叶的特点、用法及功效都进行了记载。

不同时代的书籍也记载了艾草的道地性。宋代苏颂的《本草图经》记载：

"艾叶，旧不著所出州土，但云生田野。今处处有之，以复道者为佳。"卢之颐的《本草乘雅半偈》记载："（艾）生山谷田野，蕲州者最贵，四明者亦佳。""蕲州贡艾叶，叶九尖，长盛五七寸，厚约一分许，岂唯力胜，堪称美艾。"明太医院刘文泰等集体编撰的《本草品汇精要》一书中记载："（艾）生田野，今处处有之……道地：蕲州、明州。"《群芳谱》载："自成化以来，惟以蕲州者为胜，谓之蕲艾。"我国蒿属植物分类专家林有润研究员编著的《中国植物志》第二卷介绍，全国有 17 种蒿属植物可作艾叶使用。湖北蕲春栽培的蕲艾为艾的栽培变种，林有润将其学名定为 *Artemisia argyi* Levi. et Vant. cv. *qiai*，建议视为道地艾叶。

目前，我国现代的研究者也对艾草进行了记录。《中国药典》（2015）记载其味辛、苦；性温；有小毒；归肝、脾、肾经；温经止血，散寒止痛；外用祛湿止痒；用于吐血，衄血，崩漏，月经过多，胎漏下血，少腹冷痛，经寒不调，宫冷不孕；外治皮肤瘙痒。醋艾炭温经止血，用于虚寒性出血。近年来，有梅全喜所写的《艾叶》（1999 年），是目前国内外研究艾草/叶最为全面的一本专著；2013 年又在《艾叶》的基础上推出了《艾叶的研究与应用》。目前，国外暂未发现专门研究艾草/叶的专著。

二、艾草在中国的食用/饮用历史记载

艾草具有温中、驱寒、除湿等药用特性，从而被古人用于日常饮食或食疗。

1. 艾草的食用历史

古人食用艾及以艾为食料的历史非常悠久，早在 3 000 多年前就以鲜艾入膳，陈艾入药。《本草纲目·第十五卷》记载："春月采嫩艾作菜食，或和面做馄饨如弹子，吞三五枚，以饭压之，治一切鬼恶气，长服止冷痢。又以嫩艾作干饼子，用生姜煎服，止泻痢及产后泻血，甚妙。"《本草纲目》还记载："得米粉少许，可捣为末，入服食药用。"这些都是艾与饮食文化结合的最好佐证。

唐代孟诜《食疗本草》记载："春初采，为干饼子，入生姜煎服，止泻痢。三月三日，可采作煎，甚治冷。若患冷气，取熟艾面裹作馄饨，可大如弹子许。""又治百恶气，取其子，和干姜捣作末，蜜丸如梧子大，空心三十丸服，以饭三、

五匙压之，日再服。其鬼神速走出，颇消一切冷气。"

艾饼在宋代时曾为贡品。《宋史·高丽传》载："上巳日，以青艾染饼，为盘馐之冠。"苏颂在《本草图经》中记载："近世有单服艾者，或用蒸木瓜和丸，或作汤空腹饮，甚补虚羸。"

明代朱橚《救荒本草》中记载："野艾蒿，生田野中，苗叶类艾而细，又多花叉，叶有艾香。味苦。救饥，采叶煠熟，水淘去苦味，油盐调食。"

纵观各个时期，艾草都具有悠久的食用历史，在现代饮食文化中还在传承应用。虽然艾草已经常常应用于日常生活中，但目前并未进入药食同源物品目录名单，也未进入保健食品原料目录和允许保健食品声称的保健功能目录名单，艾草相关从业者最近正在呼吁将艾草纳入药食同源范畴。

2. 艾草的饮用历史

中国茶文化源远流长，艾草茶在历史上也有记载。取新鲜艾叶干燥后制成艾叶茶，每次取适量沸水冲泡即可。早期的做法通常是将艾叶阴干后，水煎汤饮服，但由于水煮后的艾叶完全失去了艾草的清香，汁液较苦，许多人不甚喜欢，故艾草茶至今也难流行。

虽然艾草茶没有流行，但是人们对艾草茶的药用功效有历史记载。《本草纲目》记载："艾叶服之则走三阴而逐一切寒温，转肃杀之气为融和。"《名医别录》记载："生寒熟热。主下血，衄血，脓血痢，水煮及丸散任用。"唐代甄权《药性论》记载："长服止冷痢。又心腹恶气，取叶捣汁饮。"这有力地说明艾草茶具温补之功效，也说明艾草茶为医者所推崇，在治病防病上有突出的疗效。

在现代，对艾草茶的制作和疗效也有记录。刘强在《疑难杂症治疗秘方》一书中介绍了艾草新芽制茶饮用方法：摘取艾草新芽，阴干4~5天，用来取代茶叶泡水饮用。马烈光《茶包小偏方速查全书》中记录了两种艾草茶：一种是10克艾叶制成的艾草茶，治寒喘，预防冬季呼吸道疾病；一种是15克艾叶撕碎后四等分制成的艾草茶，每份用细纱布包起热水冲泡，每日早晚各一次，具有补气止血、养护消化道、治疗便血的功效（孙建和李群，2014）。

在国外，对艾草茶的饮用也有记录。日本学者永川佑三所著《女性保健小百科》一书中记录了艾草茶的制作及使用方法：将新鲜的艾草叶片仔细洗净并拭干，铺在竹篓里，置于日光下暴晒，干燥后切成细末，再连续三日放在阴暗处使其干燥，最后装罐保存，用手抓一小撮冲热水，制成艾草茶，分量是一次一杯。艾草茶可以改善手脚冰冷、低血压、不孕症以及子宫内膜异位。在韩国，艾草茶归为传统茶中的药草茶，可帮助消化、有利于减肥，韩国传统茶与中国茶不同，包罗万象，且口味甜（孙建和李群，2014）。

艾草酒最早见于陈元靓的《岁时广记》。其内记载："洛阳人家，端午作术羹、艾酒。"近代酒类制品的香味中常用艾草、苦艾和苦艾油，以增添产品的特色。

三、艾草在国外的应用历史记载

1. 日本

《医心方》《中国北部之药草》《贫血、白发的治疗方法》《女性保健小百科》《美味营养饮料（七十种）自制法》《泰西本草名疏》等书中均有关于艾草的记载。

2. 韩国

《三国遗事·纪异》写道"时有一熊一虎同穴而居，常祈于桓雄，愿化为人。时神遗灵艾一炷、蒜二十枚"，记载了韩国用艾的历史传说。

第二节 艾灸的历史、原理与作用

艾草，古时候的"抗生素"，有"百草之王"的美称。《本草纲目》记载："艾以叶入药，性温、味苦、无毒、纯阳之性、通十二经，具回阳、理气血、逐湿寒、止血安胎等功效，亦常用于针灸。"艾草能够治疗痢疾、泻痢、小儿积食等，患时吞服几颗陈艾叶丸，十分有效。艾草燃烧的艾烟有杀菌作用，艾烟中含有挥发成分和多种物质，可以给空气消毒、杀死病原体，所以艾草又叫"吉祥草"。古代农历五月起，气温逐渐升高，蚊虫、病原体开始滋生，传染病也随之而来，故而古人将五月称为"恶月""毒月"。在这个月，古人经常会在屋内熏一熏艾烟，来预防多种疾病。后来逐步过渡到提炼制成艾条来熏灸患处。艾草治病以艾灸最为突出，艾灸是将艾叶制成的艾灸材料点燃，熏烤人体的穴位，再利用其产生的艾热刺激体表穴位或特定部位，通过激发经气的活动来调整人体紊乱的生理生化功能，从而达到保健治疗的一种方法，具有温经止血、散寒止痛、调经安胎、除湿止痒、通经活络等功效。

古代，我国和日本都曾经出现过专门艾灸师。当代，除了我国，韩国、日本甚至美国也使用艾灸来治疗、保健。现在，国际艾灸研究发文量中国最多，接下来分别是韩国、美国和日本。

一、艾灸的起源

在人类学会用火之前，灸法就已经产生了。远古时代，我们的祖先在受伤后、生病时，会用发烫的石头来减轻疼痛，后来随着人类学会用火，他们将树枝或干草点燃，主动来熏烤疼痛的部位。至此，人类历史上第一种用来缓解自身疼痛、治疗自身疾病的方法——灸法正式诞生。

灸，起源于热。针，起源于石。艾灸出现的时间要早于针灸，后来随着对艾草可燃性、药性、分布特性等认识的加深，以及中医理论、经验的积累，逐渐形成用艾叶/草的灸法——艾灸，成为我国最古老的医术之一。《庄子·杂篇·让王》有"越人熏之以艾"，是关于艾灸的最早记载。《黄帝内经》也记载了艾草及其灸法。宋代窦材《扁鹊心书》中提到大病宜灸："保命之法，灸艾第一，丹药第二，附子第三。"明代李梴《医学入门》中也对艾灸给予了很高的评价："凡一年四季各要熏一次，之气坚固，百病不生。"《黄帝内经》记载："凡病药之不及，针之不到，必须灸之。"由此可见，艾灸在古代中医治疗中的重要作用。

二、艾灸的发展

艾灸历史悠久，早在三国时期曹翕就撰写了历史上首部灸法专著《曹氏灸方》，魏晋南北朝是灸法的快速发展阶段，尤其是两晋时期的灸法得到了长足的发展，出现了一批灸法大家及代表性著作。唐宋时期灸法最为盛行，达到了艾灸发展的鼎盛时期，此时期灸法大家的出现、大量灸疗专著的涌现和灸法的专门化及普及化是灸法达到历史高潮的主要标志。明清时期灸法继续发展，但相对于唐宋时期趋于稳定。1822 年至民国时期，艾灸逐渐走向衰退。近现代艾灸再次兴起。

三、艾灸的原理

艾性温，其味芳香，善通经脉，具有理气血、逐寒湿、温经、止血、安胎的作用。艾灸是以艾为原料，点燃后放在腧穴或病变部位，进行烧灼、熏熨，通过温热刺激及药物的作用，经过经络的传导，达到温通气血、扶正祛邪的功效。

四、艾灸的作用

（一）传统中医理论中艾灸的作用

清代吴亦鼎《神灸经纶》记载："凡物多用新鲜，唯艾取陈久者。待三年之后，燥气解性温和，方可用。"作为施灸材料的艾叶以柔嫩而又陈久者为最好。中医认为，艾灸有温阳补气、温经通络、消瘀散结、补中益气等作用。具体又分以下几种。

1. 调阴阳

人体阴阳平衡则身体健康，而阴阳失衡就会发病，艾灸能使失衡的阴阳重新恢复平衡。

2. 和气血

气是生命之源，血为物质基础，艾灸可补气养血、疏理气机，以达养生保健的目的。

3. 通经络

艾灸借助其温热肌肤的作用，活血通络，以达治疗寒凝血滞、经络痹阻所引起的各种病证之效。

4. 扶正气

正气存内则邪不可干，艾灸通过对某些穴位施灸可以培扶人体正气，增强机体防病抗病能力。

（二）目前艾灸的应用

1. 局部刺激

艾灸通过对人体特定部位以艾火刺激，使受刺激的局部皮肤充血，毛细血管扩张，增强血液循环，使局部的皮肤组织代谢能力增强，促进炎症、粘连、渗出物、血肿等病理产物消散吸收，还能发挥镇静、镇痛作用，促进药物的吸收。

2. 调节免疫功能，防病保健

艾灸可以调节人体免疫功能，在病理状态下，这种调节作用更明显。艾灸除了有治疗作用外，还有预防疾病与保健的作用。

3. 美容作用

艾灸具有驱散疲劳、恢复元气、补充体能、平衡阴阳、滋养五官发肤的功效，能淡化表皮的黑色素，消除水肿、眼袋、黑眼圈等，有效改善面部倦容，令女性肌肤红润、有弹性。

4. 广泛应用于医学各科

如内科、外科、妇科、儿科、五官科、康复科等。特别对乳腺炎、前列腺炎、肩周炎、盆腔炎、颈椎病、糖尿病等有不错的疗效。

5. 抑菌杀菌的功效

如对乙型溶血性链球菌、肺炎球菌、流感杆菌、多种皮肤致病真菌、流感病毒、腺病毒、鼻病毒、腮腺炎病毒及疱疹病毒等细菌、真菌、病毒均有抑制作用。对甲型流感病毒有抑制和杀灭作用。

第三节　历史上艾草的其他应用

一、驱邪除障

谚语有"清明插柳，端午插艾"，古语曰"岁多病，则艾先生"。在端午节，民间有挂戴艾叶及食用艾叶以"避邪""禳毒气"的习俗，一些经史书籍有端午节"悬艾人、戴艾虎、饮艾酒、食艾糕"等民间习俗的记载。

从唐代开始，在端午节当天，许多人家会把艾草或者艾草扎成人形，悬挂在门前，一是用来驱邪，二是依靠艾草的特殊清香味达到驱虫的目的。直至今天，这些习俗在我国很多地区仍较流行。

二、沐浴

"洗了端午澡，一年身上好。"这句谚语描述的就是端午节用艾草煮水洗澡，寓意驱邪魅祛百病。民间艾草洗浴还见于古时女子出嫁前、产后及去世后等。现代研究表明艾草具有止痒、暖宫、促进血液循环以及抑菌杀毒等功效。

艾草洗浴古已有之，梁代陶弘景编撰的《本草经集注》记载艾叶"苦酒煎叶，治癣甚良"（《大观》卷九，《政和》二一七页）。将艾叶用醋水煎煮，洗浴患处治疗皮癣。民间婴儿出生后第三天，用艾叶煮水洗浴，又名"洗三朝或洗三"，目的是让婴儿洗去从"前世"带来的晦气，辟除邪气，从而平平安安、吉祥如意，也起到为婴儿消毒灭菌的作用。"洗三"风俗起源很早，盛行于唐代，从皇室到平民百姓屡见不鲜。唐代郑明海《明皇杂录》上载曰："玉龙子，太宗于晋阳宫得之，文德皇后常置之衣箱中。及大帝载诞之三日后，以朱络衣并玉龙子赐焉。"这是现见最早记录洗儿礼风俗的文献，所记为唐太宗李世民为其贞观二年（628年）元月出生的儿子李治举行的洗儿礼。韩偓《金銮密记》载，昭宗"天复二年，大驾在歧，皇女生三日，赐洗儿果、金银钱、银叶坐子、金银铤子"。另外，在婴儿皮肤起湿疹时，有些地区也用艾叶煎汤来给孩子洗澡治疗。

艾草洗浴的习惯不仅中国有，日本人同样也用艾草来泡澡。永川佑三所著《女性保健小百科》一书中记录了阴干后的艾叶，装入木棉做的袋子中，泡澡时用作入浴剂，能有效改善手脚冰凉的症状；各类日式汤屋基本都有艾草浴。韩国人用艾草来美容，认为用艾草水洗脸、艾草敷面可以起到镇静皮肤的作用。艾草洗浴可以加快血液循环，起到温通气血，扶正祛邪之目的。洗艾澡可治疗痹症、局部的麻木不仁、四肢厥冷的虚脱症等。从预防学的角度来看，洗艾澡不但能起到防病保健的作用，还能激发人的正气，增强抗病能力。

三、配饰

在古代，艾草是一种流行的配饰，早在战国时期，人们就将艾草佩戴于腰间，作为一种配饰，《离骚》中有诗句："户服艾以盈要兮，谓幽兰其不可佩。"

四、日化

李成卫（2009）在《消除皮肤、头发烦恼 100 法》一书中介绍了艾草中含有丰富的叶绿素，而叶绿素有令肌肤白皙光滑的作用。每周坚持用艾草面膜进行皮肤护理 1~2 次，可以减少雀斑的烦恼。韩国郑惠臣博士在《韩国美女的皮肤秘密》一书中介绍了艾草能净化血液、防止细胞老化、温暖身体，对女性寒症以及各种妇科病都有功效，同时艾草还有抗癌作用。此外，艾草还可以减肥、改善肝功能、治疗皮肤炎症和青春痘等（孙建等，2014）。

参考文献

蔡平，2001. 艾叶的药理作用及应用 ［J］. 时珍国医国药，12（12）：1 137-1 139.

邓志勇，吴桂容，李松玲，2015. 艾草南瓜保健蛋糕工艺的研究 ［J］. 安徽农业科学，43（3）：220-221，228.

国家药典委员会，2015. 中华人民共和国药典：一部 ［M］. 北京：中国医药科技出版社.

何义雁，2015. 艾草米糕加工工艺及其品质改良研究 ［D］. 长沙：湖南农业大学.

李成卫，2009. 消除皮肤、头发烦恼 100 法 ［M］. 北京：中国纺织出版社.

李秋梅，2013. 艾叶煎汁在压疮护理中的应用及效果评价 ［J］. 医学信息（16）：571.

吕治家，胡元元，2018. 艾草改性竹浆纤维织物的开发及性能测试 ［J］. 棉纺织技术，46（11）：72-75.

吕治家，胡元元，2019. 多组分抗菌户外运动面料的开发 ［J］. 棉纺织技术，47（8）：36-38.

梅全喜，2013. 艾叶的研究与应用 ［M］. 北京：中国中医药出版社.

蒲昭和，2019. 艾叶香附茶治胃寒痛 ［J］. 家庭医药：就医选药，8：48.

盛芳，宋修爱，林丽华，2006. 艾叶汁超声雾化治疗中重度褥疮 29 例 ［J］. 中华全科医师杂志（11）：687.

孙佳奇，沈菊泉，胡洁云，2017. 工艺条件对传统节令食品：青团保质期的影响研究 ［J］. 食品工业（4）：129-133.

孙建，2016. 中国艾文化遗产研究 ［D］. 南京：南京农业大学.

孙建，丁晓蕾，李群，2015. 中日韩艾草利用比较研究 ［J］. 中国农史（5）：131-141.

孙建，李群，2014. 艾草茶发展与保护研究 ［J］. 农业考古（5）：278-283.

田元祥，1999. 近十年日本灸法实验研究进展 ［J］. 中国针灸，8：507-511.

王健，1995. 中草药可作畜禽饲料添加剂 ［J］. 农村天地（2）：25.

王磊，李学武，张莉，2001. 艾灸疗法作用机理国内外研究进展 ［J］. 中国针灸，21（9）：567-570.

王益杰，郑国华，王桂红，2019. 艾的文化属性和艾灸疗法源流考证 ［J］. 亚太传统医药，15（6）：5-8.

星岛，2011. 韩国茶俗：传统茶里没有茶 ［J］. 茶·健康天地，4：76.

杨宝琦，关俊秀，冯延科，1996. 中草药饲料添加剂系列产品饲喂育肥猪的试验. 中兽医医药杂志（5）：8-10.

永川佑三，2006. 女性保健小百科 ［M］. 汕头：汕头大学出版社.

余思奕，胡幼平，2017. 国际艾灸研究时空分布特征、热点及前沿知识图谱分析 ［J］. 中医杂志，58（19）：1 686-1 690.

张华，2010. 《博物志》新译 ［M］. 祝鸿杰，注译. 上海：上海大学出版社.

张月生，2015. 概述道地药材蕲艾 ［C］. 第十八届全国药学史暨本草学术研讨会学术论文集. 中国药学会药学史专业委员会：中国药学会.

周爱东，2003. 寒食节及其食俗考辨 ［J］. 扬州大学烹饪学报，20（2）：11-15.

第二章　艾草的种质资源

第一节　我国艾草及其代用种植物类群

一、艾叶原植物

我国药典所指的艾叶原植物是菊科蒿属的艾（*Artemisia argyi* Levl. et Van.）的干燥叶子。艾是目前唯一被收录在中国药典里的艾叶原植物，而人们现实生产和生活中常说的草药艾叶，通常是菊科蒿属的多种植物的统称。这说明广大人民群众在实际生产、生活中，对艾叶的识别和分类还是一个没有解决的问题。本章从植物分类学的角度来认识艾叶原植物，以期帮助人们科学地认识和识别艾叶及其相关的代用植物。使人们更好地理解我国艾叶及其代用植物的现状。

二、蒿属及其特征

菊科是双子叶植物中最大的一个科。约1 000余属，25 000~30 000种，广布全世界，热带较少（傅立国等，2005）。蒿属（*Artemisia*）是菊科中的大属之一。全世界有300~500种（不同分类学家的观点不同），主产于亚洲、欧洲及北美洲的温带、亚热带地区，向北延伸至寒温带地区，向南至亚热带南缘，稀少见于热带地区，非洲北部、东部、南部和中美洲也有，稀少分布于大洋洲。我国约有186种、44变种，隶于2亚属、7组中，遍及全国，西北、华北、东北及西南省份最多，华东、华中及华南各省份略少（林有润，1988）。

蒿属植物通常为一、二年生或多年生草本，少数为半灌木或小灌木，常有浓烈的挥发性香气。根茎粗大或细小，直立、斜上升或匍地，常有营养枝。茎直立，单生或数枚至多枚丛生，常有明显的纵棱，分枝长或短，稀不分枝，少数种具短枝；茎、枝、叶及头状花序的总苞片常被蛛丝状茸毛、绵毛或柔毛，或为黏质腺毛或黏毛，或无毛或部分无毛。叶互生，一至三回、稀四回羽状分裂，或不分裂，少数种近掌状分裂，叶或裂片边缘常有裂齿、锯齿或全缘，通常基生叶与茎下部叶具叶柄，稀无柄；中部与上部叶及苞片叶裂次少或不分裂，具短柄或无柄。头状花序多数或少数，具短梗或无梗，基部常有小苞叶，稀无小苞叶，在茎或分枝上排成疏松或密集的穗状花序、总状花序、复穗状花序成复总状花序，或在茎上再组成开展、中等开展或狭窄的圆锥花序，稀少组成伞房状的圆锥花序，或头状花序数枚集生成复头状花序，并在茎上成穗状排列；总苞片（2～）3～4层，卵形、长卵形或椭圆状倒卵形，稀披针形，覆瓦状排列，外层、中层总苞片草质，稀少厚纸质或半革质，背面常有绿色中肋，边缘膜质，内层总苞片半膜质或膜质，或总苞片全为膜质且无绿色中肋；花序托凹起，半球形或圆锥形，表面有凹穴或小凸起，有托毛或秕糠状托片，或无托毛；花异型，边缘（缘花）雌性，1（～2）层，10余朵至数朵，稀20余朵，花冠狭圆锥状或狭管状，檐部具2～3（～4）裂齿，稀无裂齿，无退化雄蕊，花柱线形，常伸出花冠管外，先端2叉，伸长或向外弯曲，叉端锐尖或钝尖，柱头位于花柱分叉口内侧，子房下位，2心皮、1室，具1枚直生胚珠，基生胎座；中央花（盘花）两性，数层至多层，花少数至百余朵，全部孕育、部分孕育或不孕育，花冠管状，稀高脚杯状，檐部具5裂齿，雄蕊5枚，花药椭圆形、线形或披针形，侧边聚合，2室、纵裂，顶端附属物长三角形，先端尖，基部圆钝或具短尖头，孕育的两性花开花时花柱伸长，与花冠等长或略长于花冠，花柱先端2叉、斜向外或略向外弯曲，叉端截形，稀圆钝或为短尖头，柱头位于叉口内侧，具睫毛与小瘤点，稀无睫毛，子房特点同雌花的子房；不孕育两性花的雌蕊退化，花柱短，开花时不伸长，长仅及花冠管中部或中上部，上端棒状或近漏斗状，不叉开，具退化子房或退化子房不存在。瘦果小，卵形、倒卵形、长圆形或长圆状倒卵形，顶端无冠毛，少数种具小型、不对称的冠状突起物，果壁外有明显或不明显的纵纹，无毛，稀微被疏毛；种子1枚，直立，无胚乳（林有润，1988）。

蒿属植物的花粉粒椭圆形或扁球形，具3孔沟，外壁8层明显或稍明显，表面有细刺或为颗粒状纹饰，风媒传粉，稀闭花受粉。染色体数目多数种 $n=9$、$2n=18$，少数种 $2n=36$ 或 54，稀少 $2n=34$ 或 90（林有润，1988）。

多数种类含挥发油、脂肪、有机酸及生物碱，主要成分为聚乙炔类（polyacetylenes）、黄酮类（flavonoids）、萜类（terpenoids）及其化合物，如倍半萜内酯类（sesquiterpene lactones）等，少数种还含氰苷类（cyanogenic glycosides）、黄酮醇苷类（flavonol）、香豆素类（coumarin）、垂体后叶催产激素类（oxytocin）等物质及干扰素诱导体等。

许多种类入药，为重要或常用的消炎、止血、温经、解表、抗疟及利胆用药或艾灸用。少数种供食用。分布于草原及草甸地区的许多种类作牲畜饲料。在荒漠或半荒漠地区生长的若干灌木或半灌木种类其根系粗大、深长，茎、枝萌蘖力强，耐干旱、盐碱，作防风、固沙的先锋植物或为辅助性的植物。

我国艾蒿类可以药用的植物主要是指蒿属（Artemisia）和绢蒿属（Seriphidium）两属的药用种类。已知蒿属国产入药的种类有 61 种 11 变种（品种），约占全国蒿属植物种类的 32.97%。常见的有黄花蒿（Artemisia annua L.），艾（Artemisia argyi Levl. et Van.）等。绢蒿属我国有 31 种，已知可以入药的国产种类是 6 种，约占我国绢蒿属植物种类的 25.80%。

三、艾叶及艾叶的代用植物类群

根据《中药志》记载艾叶及代用植物在全国有 18 种左右，其分类依照《中国植物志》的标准如表 2-1 所示。艾及其替代植物的分布如表 2-2 所示。

表2-1 艾叶及其代用植物的分类

属	亚属	组	系	种	变种
蒿属（2亚属）	蒿亚属（5组）	莳萝蒿组（13个系）	大花蒿系（2种）		
			苦蒿系（5种）		
			岩蒿系（1种）		
			内蒙古旱蒿系（1种）		
			香叶蒿系（1种）		
			钝裂蒿系（1种）		
			白山蒿系（1种）		
			矮丛光蒿系（2种）		
			垫型蒿系（2种）		
			冰原白蒿系（1种）		
			碱蒿系（4种）		
			肉叶蒿系（1种）		
			伊朗蒿系（1种）		
		艾蒿组（14个系）	西北蒿系（4种）		
			毛莲蒿系（6种）		
			宽叶蒿系（2种）		
			裂叶蒿系（2种）		
			商南蒿系（1种）		
			黄花蒿系（2种）		
			臭蒿系（1种）		
			湿地蒿系（1种）		
			艾蒿系（3种）		
			黄金蒿系（2种）		
			矮丛蒿系（2种）		
			亮绿蒿系（1种）		
			山蒿系（1种）		
			滨蒿系（3种）		

（续表）

属	亚属	组	系	种	变种
蒿属（2 亚属）	蒿亚属（5 组）	艾组（16 个系）	真艾系（4 种）	宽叶山蒿	
				艾 A. argyi	艾蒿 A. argyi var. argyi
					蕲艾 A. argyi var. cv. qiai
					朝鲜艾蒿 A. argyi var. gracilis
				湘赣艾 A. gilvescens	
				滇南艾	
			野艾蒿系（4 种）	野艾蒿 A. lavandulaefolia	
				南艾蒿 A. verlocorum	
				柔裂白蒿	
				中甸艾	
			美毛蒿系（2 种）	美毛蒿	
				绒蒿 A. lancea	
			绒蒿系（1 种）	北艾 A. vulgaris	北艾 A. vulgaris var. vulgaris
					藏北艾 A. vulgaris var. xizangensis
			艾系（16 种）	云南蒿 A. yunnanensis	
				灰苞蒿 A. roxburghiana	灰苞蒿 A. roxburghiana var. roxburghiana
					紫苞蒿 A. roxburghiana var. purpurascens
				白叶蒿 A. leucophylla	
				怒江蒿	
				粗茎蒿	
				秦岭蒿 A. qinlingensis	
				叶苞蒿	
				蒙古蒿 A. mongolica	
				辽东蒿 A. verbenacea	
				红足蒿 A. rubripes	
				叉枝蒿	
				五月艾 A. indica	五月艾 A. indica var. indica
				魁蒿 A. princeps	
				华西蒿	
				尖裂叶蒿	

（续表）

属	亚属	组	系	种	变种
蒿属（2亚属）	蒿亚属（5组）	艾组（16个系）	歧茎蒿系（6种）	歧茎蒿 A. igniaria	
				南亚蒿	
				柳叶蒿	
				线叶蒿	
				高岭蒿	
				绿苞蒿	
			林艾蒿系（1种）		
			波密蒿系（1种）		
			小球花蒿系（9种）	小球花蒿 A. moorcroftiana	
			锈苞蒿系（1种）		
			球花蒿系（1种）		
			南方大头蒿系（4种）		
			娄蒿系（1种）	娄蒿 A. selengensis	娄蒿 A. selengensis var. selengensis
			莲闻系（1种）		
			亮蒿系（1种）		
			阴地蒿系（2种）	阴地蒿 A. sylvatica	阴地蒿 A. sylvatica var. sylvatica
				密序阴地蒿	

（续表）

属	亚属	组	系	种	变种
蒿属（2亚属）	龙蒿亚属（2组）	腺毛蒿组（4系）	腺毛蒿系（6种）		
			二郎山蒿系（1种）		
			多花蒿系（12种）	暗绿蒿 A. atrovirens	
			亚东蒿系（1种）		
		白苞蒿组（3系）	白苞蒿系（3种）		
			叶蒿系（1种）		
			奇蒿系（1种）		
		龙蒿组（7系）	龙蒿系（1种）		
			头蒿系（4种）		
			旱蒿系（14种）		
			掌裂蒿系（1种）		
			柔毛蒿系（10种）		
			猪毛蒿系（3种）		
			白莎蒿系（1种）		
		牡蒿组（6系）	草原蒿系（4种）		
			牡蒿系（7种）		
			昆仑蒿系（1种）		
			彭错蒿系（1种）		
			牛尾蒿系（1种）		
			华北米蒿系（3种）		

表 2-2　艾叶及其替代植物的分布

	中文名	学名	别名	分布
1	艾	A. argyi	白蒿（《神农本草经》《本草纲目》），艾（《诗经》《植物名实图考》），艾叶（《本草经集注》），白艾、北艾、海艾、蕲艾（《本草纲目》），医草（《名医别录》），水台（《尔雅》），灸草（《埤雅》），家艾（《医林纂要》），甜艾（《本草求原》），阿及艾（《江苏南部种子植物手册》），黑淫崴（瑶族土名），荬哈、恰尔古斯—苏伊加（蒙古语名）	分布广，除新疆、宁夏、甘肃（西部）、青海、西藏不产外，全国均产；分布在低海拔或中海拔地区的荒地、草坡、田野、路旁、林缘、灌丛、河边，也见于林中空地、森林草原、草原等，局部地区为植被的优势种。蒙古、朝鲜、俄罗斯（远东地区）也有分布。日本有栽培
2	蕲艾	A. argyi cv. qiai		不少省份种植蕲州产的这个栽培品种
3	朝鲜艾蒿	A. argyi var. gracilis		分布区与用途同艾原变种
4	湘艾蒿、湘赣艾	A. gilvesceus	大叶艾（湖南）	产于江西、湖北、湖南、四川等省份；生长在低海拔地区的路旁、灌丛、林缘等。日本也有分布
5	野艾蒿	A. lavandulaefolia	白蒿（俗称），哲尔日格—荬哈（蒙古语名）	除新疆、青海、西藏不产外，全国均产，多生长在低海拔或中海拔地区的路旁、林缘、山坡、草地、山谷、灌丛及河湖滨草地等。日本、朝鲜、蒙古及俄罗斯（东部）有分布
6	南艾蒿	A. verloorum	白蒿（俗称），红陈艾（广西），小白蒿、大青蒿、苦蒿、牛尿蒿、紫蒿（四川），刘寄奴(贵州)	除西北、华北干旱地区不产外，全国均产，生长在低海拔或中海拔山坡、田边、路旁等。为旧大陆南温带、亚热带及热带北部地区广布种
7	矮蒿	A. lancea	牛尾蒿（《植物名实图考》）	分布广，除新疆、宁夏、甘肃（西部）、青海、西藏不产外，其他省份均产，生长在低海拔至中海拔地区的林缘、路旁、荒坡及疏林下。日本、朝鲜、俄罗斯（东部），以及中南半岛也有分布

（续表）

	中文名	学名	别名	分布
8	北艾	*A. vulgaris*	堪乃亥（青海藏语名）	产于陕西（秦岭）、甘肃（西部）、青海、新疆、四川（西部）等省份，陕西分布在秦岭太白山海拔2 500m以上地区，甘肃、新疆分布在海拔1 500~2 100m地区，青海分布在海拔2 500m以上地区，多生长在亚高山地区的草原、森林草原、林缘、山涧、河谷、坡地、灌丛、荒野、路边等。蒙古、俄罗斯，以及北欧、东欧、中欧、西欧与南欧大多数国家和地区都有，此外，北美洲的加拿大及美国东部也有
9	灰苞蒿	*A. roxburghiana*	白蒿子（四川），肯马巴（藏语名）	产于陕西（南部）、甘肃（南部）、青海、湖北（西部）、四川（西部）、贵州、云南、西藏，生长在海拔700~3 900m地区的荒地、干河谷、阶地、路旁、草地等。克什米尔、阿富汗、印度北部、尼泊尔也有分布
10	白叶蒿	*A. leucophylla*	白毛蒿（《东北植物检索表》）	产于东北、华北、西北、西南（至西藏东部）各省份；北方各省份分布在中、低海拔地区，西南省份分布在海拔3 000~4 000m地区，多生长在山坡、路边、林缘、草地、河湖岸边、砾质坡地等。蒙古、朝鲜及俄罗斯（西伯利亚西部）也有分布
11	秦岭蒿	*A. qinlingensis*		产于河南（西南部）、陕西（南部）、甘肃（东部），为秦岭山脉地区的特有种，生长在海拔1 300~1 500m山坡、路旁、林缘等
12	蒙古蒿	*A. mongolica*	白蒿（俗称），蒙古—沙里尔日(蒙古语名)，堪乃亥（藏语）	产于东北、华北、西北各省份，向南至江西、福建（北部）、台湾（中部高山地区）、广东（北部）、广西（北部）、四川及贵州等省份，多生长在中或低海拔地区的山坡、灌丛、河湖岸边及路旁等，西北、华北地区还见于森林草原、草原和干河谷等。蒙古、朝鲜、日本及俄罗斯（东部）也有分布
13	辽东蒿	*A. verbenacea*		产于东北、华北、西北各省份及四川（西部），华北、东北生长在中、低海拔地区，西北地区及四川生长在海拔2 200~3 500m地区，多见于山坡、路旁、河湖岸边等

（续表）

	中文名	学名	别名	分布
14	红足蒿	*A. rubripes*	大狭叶蒿（《东北植物检索表》）	产于东北、华北各省份及山东、江苏、安徽、浙江、江西（北部）和福建（北部）等地，生长在低海拔地区的荒地、草坡、森林草原、灌丛、林缘、路旁、河边及草甸等。朝鲜、日本及俄罗斯（东部）也有分布
15	五月艾	*A. indica*	艾（《名医别录》），庵蒿［《本草纲目》（安徽本）、《植物名实图考》］，白蒿（俗称），野艾蒿［《植物名实图考》（部分）］，萎蒿［《日本植物图考》（部分）］，锯叶家蒿［《东北植物检索表》（部分）］，沙里尔日（蒙古语名），卡兰—加松（泰雅族语名）	除西北干旱与高寒地区不产外，其他省份都产，多生长在低海拔或中海拔湿润地区的路边、林缘、草坡和灌丛等，东北也见于森林草原地区。为亚洲南温带、亚热带及热带地区的广布种。日本、朝鲜、缅甸、泰国、印度尼西亚、菲律宾、印度（北部）、巴基斯坦（北部）、尼泊尔、不丹、斯里兰卡及马来西亚也有
16	魁蒿	*A. princeps*	野艾蒿［《植物名实图考》（部分）］，陶如格—沙里尔日（蒙古语名）	除黑龙江、吉林、新疆、青海、甘肃（西部）、宁夏及西藏不产外，其他省份均产，多生长在低海拔或中海拔地区的路旁、山坡、灌丛、林缘、沟边。日本、朝鲜也有分布
17	歧茎蒿	*A. igniaria*	萨格拉嘎日—沙里尔日（蒙古语名）	产于东北、华北各省份及陕西（南部）、山东和河南等地，常生长在低海拔的山坡、林缘、草地、森林草原、灌丛与路旁等
18	云南蒿	*A. yunnanensis*	戟叶艾（四川），滇艾（云南）	产于云南（西部）、四川（西部）及青海（南部）；生长在低海拔至3 700m的干热山坡、河谷或石灰岩山谷地区，也生长在灌丛及针叶林边缘
19	小球花蒿	*A. moorcroftiana*	看拉（藏语名）	产于甘肃、宁夏、青海、四川（西部）、云南（西北部）、西藏等地；西北省份生长在海拔2 000~3 000m地区，西南省份生长在海拔3 000~5 000m地区，多生长在山坡、河滩、干河谷、田边、台地、沙砾地及亚高山草原与草甸地区。及巴基斯坦地区也有分布，最高分布海拔5 000m

（续表）

	中文名	学名	别名	分布
20	蒌蒿、晏蒿	*A. selengensis*	苹、由胡、赖蒿（《尔雅》），白蒿[《本草纲目》（水生者）]，闾蒿《救荒本草》，柳叶蒿《植物名实图考》，狭叶艾《江苏南部种子植物手册》，奥存—沙里尔日（蒙古语名）	除福建、台湾、广东（南部）、广西（南部）及西藏不产外，其他省份均产。多生长在低海拔地区的河湖岸边与沼泽地带，在沼泽化草甸地区常形成小区域植被的优势种与主要伴生种，可直立水中生长，也见于湿润的疏林中、山坡、路旁、荒地等。蒙古、朝鲜及苏联（西伯利亚及远东地区）也有分布
21	阴地蒿	*A. sylvatica*	林下艾（《江苏南部种子植物手册》）	产于东北、华北各省份及陕西（南部）、甘肃（东南部）和青海（东部），向南至浙江、安徽、湖南，西南至四川、贵州、云南，生长在低海拔湿润地区的林下、林缘或灌丛下荫蔽处。朝鲜、蒙古、苏联（西伯利亚东部及远东地区）也有分布
22	暗绿蒿	*A. atrovirens*		产于陕西（南部）、甘肃（南部）、安徽、浙江、江西、福建（北部）、河南（南部）、湖北、湖南、广东（北部）、广西（北部）、四川、贵州、云南。生长在低海拔至1 200m附近的山坡、草地、路旁等地。泰国也有分布

第二节　艾草识别及分类的相关问题

从艾草的来历可以知道，它与我国对其他中草药的认识和利用的发展过程一样，人们认识和利用艾草的过程就是识别艾草与对艾草进行分类的历史。对艾草的认识从最早的采药者、中医，到近代出现科学的植物分类，以及现今的现代分子技术应用到药用植物的分类鉴定，可以说人类传统经历了一个非常漫长、曲折的历史发展过程。直到今天，如何识别艾草及其代用植物，依然是一个没有得到很好解决的问题。例如，我们在全国著名的艾草产业地区河南南阳可以看到，人们种植的艾草种类不一，这些艾草并非都是艾叶的原植物——艾 *Artemisia argyi*。

一、科学认识艾叶及替代种类

艾叶及其替代品均是菊科艾属的不同种植物的叶。若想科学地认识艾叶，首先就要具备基本的植物学形态解剖知识和植物分类学基本技能。通过学习中学、职业技术学校、高职院或大学的植物学书籍，具备了植物学的基本知识，再来认识艾草及相关植物就容易多了。

另外，还要学会查阅及利用相关的植物学、中药学的工具书籍，如本地的植物志、药材志、植物检索表，通过形态描述或者植物检索的方式来逐步认识它们。常见的工具书请见本章后面的介绍。

这里以河南省为例来解释一下如何科学地认识艾叶及其代用品的原植物。据《河南植物志》记载河南全省蒿属植物有 29 种 2 变种。其中，艾叶和其代用叶的种类计 12 种之多。

蒌蒿、晏蒿 A. selengensis

野艾蒿 A. lavandulaefolia

阴地蒿 A. sylvatica

魁蒿 A. princeps

灰苞蒿 A. roxburghiana

秦岭蒿 A. qinlingensis

蒙古蒿 A. mongolica

五月艾 A. indica （河南地区称印度蒿）

艾 Artemisia argyi

白叶蒿 A. leucophylla

歧茎蒿 A. igniaria

暗绿蒿 A. atrovirens （河南地区称深绿蒿）

这就容易理解为什么我们在全国最大的艾叶产业地河南南阳能够看到人们种植的艾叶种类不一。

如何区分这些相近种？

科学识别办法就是利用已有的植物形态解剖知识，根据检索表、植物志的形态描述来区分和认识它们，虽然它们之间的形态差异很小，但通过形态特征的仔细辨别还是可以把它们区分开的。下面借用《河南植物志》中蒿属检索表，看看如何区分和辨别常见的艾属植物。

蒿属检索表

1. 花序托密生白色毛；雌花及两性花均能结实。

  2. 叶裂片披针形。小枝及花序被淡黄色毛，总苞直径4~6mm …… (1) 大籽蒿 *A. sieversiana* Willd.

  2. 叶裂片线形。小枝及花序白色蛛丝状毛。总苞直径2~3.3mm。

    3. 总苞直径约2mm；总花序梗长1~2mm ……………………… (2) 莳萝蒿 *A. anethoides* Mattf.

    3. 总苞直径2.5~3.5mm；总花序梗长约5mm …… (3) 大莳萝蒿 *A. anethifiolia* Web. ex. Stechm.

1. 花序托无毛

  4. 雌花有成熟的果实；两性花不育，

    5. 一年生或二年生草本，头状花序直径1~1.3mm。叶二至三回羽状分裂，裂片细线状。边缘平
………………………………………………………………………………………… (4) 猪毛蒿 *A. scoparia* Waldst. et Kit.

    5. 多年生草本或半灌木

      6. 叶裂片矩圆状披针形、渐尖，总苞直径2mm ……… (5) 牛尾蒿 *A. subdigitata* Mattf.

      7. 半灌木，叶二次羽状分裂，幼时密被绢毛 ……… (6) 茵陈蒿 *A. capillaris* Thunb.

      7. 多年生草本，叶掌状或羽状分裂，通常无毛。

        8. 叶匙形，先端3裂。总苞直径约2mm，有小花8~10朵 ………………………………
……………………………………………………………… (7) 牡蒿 *A. japonica* Thunb.

        8. 叶椭圆形，羽状深裂，裂片7个，总苞直径1~2mm，有小花13~15朵 ………
……………………………………………………………… (8) 南牡蒿 *A. eriopoda* Bunge

  4. 雌花及两性花均有成熟的果实

    9. 一年生或二年生草本

      10. 总苞直径约7mm，有小花95~115朵 …… (9) 商南蒿 *A. shangnanengs* Ling et Y. R. Ling

      10. 总苞直径2~5mm，有小花10~17朵。

        11. 叶长4~7cm，叶轴无栉齿，总苞直径约2mm ……………… (10) 黄花蒿 *A. annua* L.

        11. 叶长7~15cm，叶轴具栉齿，总苞直径约5mm …………… (11) 青蒿 *A. apiacea* Hance

    9. 多年省草本或亚灌木

      12. 亚灌木，中部叶二回羽状深裂，羽轴具栉齿裂片/

        13. 叶大，长4~7cm，头状花序直径约3mm …… (12) 白莲蒿 *A. gmelinii* Web. ex. Stechrn

        13. 叶小，长2~3cm，头状花序直径2.5mm …… (13) 毛莲蒿 *A. vestita* Wall. ex DC.

      12. 不完全具备上述特征

14. 叶矩圆形、卵状披针形或披针形，不分裂而边缘有细锯齿或有时 3 裂，裂片披针形，
边缘有细锯齿。

15. 叶矩圆形或卵状披针形，长 7~11cm，总苞无毛 …… （14）奇蒿 A. anomaia S. Moore

15. 叶披针形，长 8~12cm，宽约 2cm，有时 3 裂。总苞被黄褐色短绵毛 ………………
…………………………………………………………… （15）蒌蒿 A. selengenses Tarcz.

14. 中部叶一至二回羽状分裂

15. 叶裂片边缘反卷

16. 中部叶长 5~9cm，宽 4~6cm，二回羽状深裂，两面均被短柔毛，背面较密，灰
白色 ………………………………… （16）野艾蒿 A. lavandulaefolia DC.

16. 中部叶长 35cm，宽 2~3cm，一回羽状深裂，表面光滑或被疏毛，背面被灰色短
毛，淡绿 ………………………………… （17）矮蒿 A. feddei Lev. et Vant.

15. 叶裂片边缘不反卷

17. 叶两面或仅表面无毛

18. 叶两面均无毛，中部叶一回或二回羽状深裂，叶脉不明显 …………………
…………………………………… （18）白苞蒿 A. lactiflora Wall. ex DC.

18. 叶表面无毛，叶背被毛，中部叶一回羽状深裂

19. 中部叶具假托叶；叶片宽卵形，长 9~15cm，宽 5~9cm，背面具灰白色
茸毛 ………………………………… （19）阴地蒿 A. sylvatica Maxim.

19. 中部叶无假托叶

20. 叶长圆形，长 7~9cm，宽 4~7cm，裂片先端急尖，边缘具疏牙齿或
全缘 ………………………………… （20）魁蒿 A. princeps Pamp.

20. 叶卵圆形，长 7~13cm，宽 4~8cm，裂片先端长尾尖，边缘具细锯齿
…………………………………… （21）侧蒿 A. deversa Diels.

17. 叶两面均有毛

21. 叶基部具抱茎假托叶

22. 中部叶二回羽状全裂或深裂。总苞卵形，直径 2.5mm，总苞片 4 层，被
茸毛，边缘宽膜质 ………… （22）灰苞蒿 A. roxburghiana Bess.

22. 中部叶一回羽状分裂或全裂

23. 总苞直径约 3.5mm；有小花 44~55 朵 …………………………………
…………………………… （23）秦岭蒿 A. qinlingensis Ling et Y. R. Ling

23. 总苞直径约 1.5 mm；有小花 14~17 朵 …………………………………
…………………………… （24）蒙古蒿 A. mongolica Fisch. ex Bess.

21. 中部叶基部无抱茎假托叶

24. 总花序梗长 3~5cm，头状花序排成总状或圆锥状。中部叶椭圆形，3~7
　　裂，裂片椭圆形，两面被灰白色茸毛 …… （25）印度蒿 *A. indica* Willd.

24. 总花序梗短或无

　25. 叶背面白色，密被茸毛

　　26. 叶表面具腺点和绵毛，总苞直径约 2mm，有小花 11~15 朵 ……
　　　……………………………………… （26）艾 *A. argyi* Levl. et Van.

　　26. 叶表面疏被蛛丝状柔毛，无腺点，总苞直径 2~3mm，有小花 11~
　　　21 朵 ……… （27）白叶蒿 *A. leucophylla* Turca. ex C. B. Clarke

　25. 叶背面灰绿色，被蛛丝状毛

　　27. 叶羽状深裂或浅裂，总苞钟形，直径 3~4mm，被白色绵毛 ……
　　　……………………………………… （28）歧茎蒿 *A. igniaria* Maxim.

　　27. 叶羽状全裂，总苞直径约 2mm，被白色蛛丝状毛 ……………
　　　……………………………… （29）深绿蒿 *A. atrovirens* Hand. -Mazz.

二、艾草识别途径

跟着采药人学习，这个识别药材的方法是通过祖祖辈辈代代相传延续下来的，是一个纯粹的经验积累的过程。在当下，药农采药都还是因循这样的方式方法。当然这也可以解释为什么艾草的替代种很多，因为没有从科学的角度去认识植物及辨识植物间的区别。从另外一个角度说，同一个属的植物，不仅形态相似，其主要成分和主要作用也很接近，因此替代植物也是可以理解和接受的。

1. 跟着植物图谱、药材图谱认识艾草

从古至今，人们为了更快地识别植物和草药，编辑了各种图谱和画册。发展到了近代，可以看到由摄影的照片编辑成的图谱。看这样的书不需要太多的植物学知识，也不需要有师傅指点，像小孩看图识字一样，人人都可以自学。这是一个比较快捷的识别药材的途径。

2. 跟着软件认识植物

最为广大网民认可的是近年来出现的各种识别植物（花卉）的软件，它们的确非常强大和实用。有了这些软件，人们野外采集药材的时候，非常方便，可以省去记忆植物特征的环节，直接学习和认识植物。

3. 需要注意的问题

艾属植物种类多、近似种类多，因此，艾叶及其代用植物种类也多。药典上提到的原植物尽管分布广，但由于人们分类知识的缺乏，尽管已经进入 21 世纪，依然不能从根本上解决识别这个基本问题。

（1）异名问题

在认识和区分艾叶的时候，要注意其后的学名，即拉丁名。通常这个名字在全球各国是统一的，但拉丁学名也存在异名，有些国家、国内不同省份的植物志选用的学名是异名。当然更主要的是我们的中文名字，各地方异名非常多。除了上面列表中提到的以外，在查阅文献时还要格外注意。如五月艾 *A. indica*，在河南称印度蒿。

（2）外用和内用

艾属的大部分都不属于药食同源植物，该属可以食用的种类有限。所以对可食用植物的识别和选择，请一定按照科学的方法进行，不要仅仅凭经验。外用可以根据经验来识别，内用还是要有分类学知识。

4. 关于艾草识别的误区

（1）艾草的识别可有可无

由于艾草及其代用种类群庞杂，近 20 种之多。且艾草主要是外用，几百年来，我国草药的采集和利用，没有严格意义上的鉴定，这个行业发展也没有停止过，而且越来越壮大。因此，有人认为开展艾草区分和识别的意义不大。持有这样观点的人占多数，但并不正确。艾草的行业发展，离不开科学的认识和科学的管理。科学的认识就是要科学地鉴定艾草，确保艾草原植物的准确，使我国中草药的鉴定、利用更加准确规范。

（2）分子鉴定比经典分类更可靠和更重要

分子生物学方法应用到植物（草药）类群的鉴定是科学发展的必然，也是科学进步的体现。但是，任何鉴定都离不开植物的形态鉴定这个根本。设想一下，若手里的材料不知道否是蒿属植物，或者到了野外收集材料时都不清楚是否是蒿属植物（这个判断依据的就是植物外部形态），仅仅利用分子的方法去区分，那可真是大海捞针了。所以形态分类是识别艾草（所有植物药材）的基础。

这一点认识得越早越好。

因此，现在植物（草药）鉴定多采取形态学鉴定与分子生物学鉴定相结合的方法。形态学鉴定是植物鉴定的根本，主要依据植物的外部形态和内部形态来判断，这有利于在野外收集或相关地区采集时快速辨别是否是蒿属植物。在利用形态鉴定分清植物属的基础上，同时借助分子生物学技术可更为准确清楚地区分到种。分子生物学方法结合传统形态分类对药用植物进行鉴别，将是中药鉴定的一个方向，其在实际应用中的作用将逐步得到验证。

第三节　艾草资源相关书籍及网站

一、书籍

1. 植物志及图鉴

（1）国家级

国家级植物志及图鉴有《中国植物志》《中国高等植物图鉴》《中国高等植物科属检索表》《中国高等植物彩色图鉴》等（图2-1）。

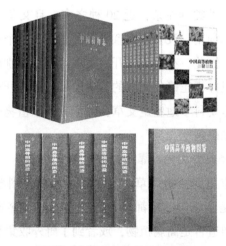

图2-1　国家级植物志及图鉴

《中国植物志》是目前世界上最大型、种类最丰富的一部巨著，全书80卷126册，5 000多万字。记载了我国301科3 408属31 142种植物的科学名称、形态特征、生态环境、地理分布、经济用途和物候期等。该书基于全国80余家科研教学单位的312位作者和164位绘图人员80年的工作积累、45年的艰辛编撰才得以最终完成。2009年该书获得国家自然科学一等奖。

《中国高等植物图鉴》和《中国高等植物科属检索表》是具普及性质的植物分类工具书，收载了我国高等植物近15 000种，收录了有经济意义的常见的苔藓植物、蕨类植物、裸子植物、被子植物等植物种类，包括我国高等植物395科，其中苔藓植物106科；蕨类植物52科，197属；裸子植物11科，41属；被子植物226科，2 946属。每种植物均有插图，附有中文名、重要别名和拉丁名，简明的形态描述，生长环境和分布区信息等，有的种类还叙述了其主要用途。全书收录种类占我国高等植物总种类的1/4，通常可满足种类鉴定的需要；是农、林、牧、医药、轻工业等领域开发利用我国植物资源的基本资料，也是植物学研究和教学的重要参考书。《中国高等植物图鉴》和《中国高等植物科属检索表》（后修订更名为《中国高等植物科属检索表》）的编写工作始于1976年，由中国科学院植物研究所王文采院士等10名研究人员承担，至1983年完成出版。其中图鉴共7册，含正编5册和补编2册，检索表1册。本套书自出版后已再版和印刷多次，被国内外植物学家和植物爱好者广泛引用。该套丛书荣获1987年度国家自然科学一等奖。

《中国高等植物彩色图鉴》精选中国境内野生高等植物和重要栽培植物10 000余种，配以图片近20 000张，每一物种以中英文形式简要介绍植物的中文名称及拉丁学名、形态特征、花果期、生境和分布。图鉴共分为9卷，收载苔藓植物100科、蕨类植物40科、裸子植物11科、被子植物232科，共计383科，除苔藓植物之外，已收全所有科。本套图鉴是继《中国高等植物图鉴》《中国植物志》之后，又一部大型植物分类学巨著。编委会主任为王文采院士。

（2）跨地区或与大山、山脉相关

跨地区或与大山、山脉相关的植物志，如《秦岭植物志》《泛喜马拉雅植物志》《泰山植物志》《崂山植物志》《嵩山植物志》等（图2-2），通常包含了所在地区的植物。

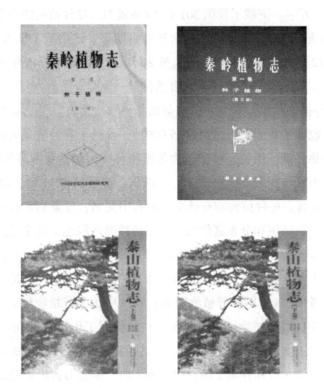

图 2-2　跨地区或与大山、山脉相关的植物志

（3）省区市地区

全国多数省区市都有自己的植物志，如省级的《云南植物志》《福建植物志》《辽宁植物志》《北京植物志》《上海植物志》《香港植物志》等；市级的《广州植物志》《西安植物志》《兰州植物志》《东莞植物志》《大连地区植物志》等（图 2-3）。

2. 中草药相关书籍

中草药相关书籍如图 2-4 所示。

1977 年 10 月，江苏新医学院（现为南京中医药大学）主编的《中药大辞典》出版，这是新中国成立后第一部大型中药工具书，这部书 1 000 余万字，除

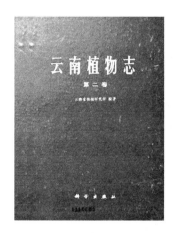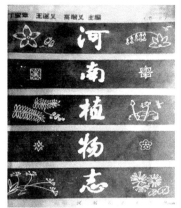

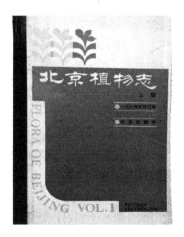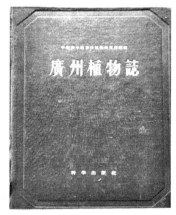

图 2-3　省区市地区植物志

上下册外还有附编，包括中文名称索引、化学成分中英文名称对照，文中还插有大量中草药的白描图。这部书获得了 1978 年首届全国科学大会科技成果奖。

　　《中药大辞典》第一版出版后，蜚声海内外，成为 20 世纪八九十年代中医药及相关领域工作人员重要的参考书目之一，曾被数百种图书及学术论文编著者所引用，并被翻译成中国香港繁体字版、中国台湾繁体字版、日文版、韩文版在我国港澳台地区及海外发行。《中药大辞典》被誉为当代中医药学术经典之作，1978 年被评为全国科学大会奖，1995 年获国家新闻出版署辞书类一等奖。

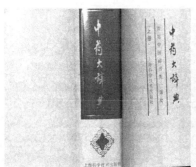
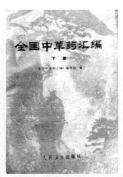
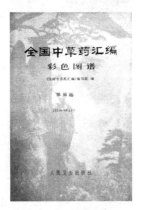
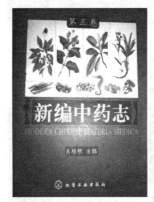

图 2-4　中草药相关书籍

　　《中药大辞典（第二版）》分上、下、附编 3 册，上、下册为正文，共收载中药 6 008 种，按照正名、异名、来源、原植（动、矿）物、栽培（养殖）、采收加工、药材、成分、药理、炮制、药性、功用主治、宜忌、选方、临床报道、各家论述、参考文献各项，逐一进行介绍。与第一版相比，删减了一些不常用、名实不符的药物，新增了新开发的药物；删去了报道失误和重复的内容，新增了自 1979 年以来在化学成分研究、药理研究、炮制研究、药材资源开发与保护、临床应用研究等方面的新成果。附编为索引和参考文献，是检索查阅《中药大辞典（第一版）》的向导，由上海科学技术出版社于 2006 年另行出版。通过增删，本辞典更加新颖、更加实用，全面总结和反映了我国中药研究的新水平，荣获第二届中国出版政府奖图书奖。

《全国中草药汇编》第一版是在卫生部的领导下，由中医研究院中药研究所、中国医学科学院药物研究所、卫生部药品生物制品检定所同全国9省、2市有关兄弟单位共同协作编写而成。全书文字部分分上、下两册，正文收载中草药2 202种，附录1 723种，连同附注中记载的中草药，总数在4 000种以上。

《全国中草药汇编（第三版）》是1996年第二版后的修订版。由中国中医科学院中药研究所组织全国中医药科研院所、院校的中药专家历时3年修订编写。此次修订主要包括增加部分新的中草药品种，订正、增补各项内容，增加药材性状、道地与产区、饮片性状、用药警戒等项。注意把握内容的深浅度，做到内容科学、先进、实用，使其适合基层专业人员的需求。《全国中草药汇编》共收载近4 000种中草药，分四卷出版；三卷除正文内容外，还包括一、二、三、四卷的中文名汉语拼音索引和拉丁学名索引。

《全国中草药汇编彩色图谱（第二版）》收集各类中草药原植物、动物、矿物共计1 096幅彩色照片，其中原植物药图1 020幅、原动物药图53 幅、原矿物药图23 幅，其部分品种的彩图如剑叶龙血树等，在国内外公开发表的刊物中属首次载入。

《新编中药志》是一部全面介绍我国中药资源的图书，共五卷，所录中药全部为植物药，其收载的品种大体上与《中华人民共和国药典》（2000 年版）一部相仿。为适应中药质量评价和现代化、国际化的需要，《新编中药志》重点加强了化学成分与中药成分的定性鉴定，中药特征性成分或有效成分的定量分析等方面的内容；对一些重要的常用中药，还加强了药材的宏观与微观鉴别的内容；参考文献大多追踪至2000 年。

二、网络资源

1. 植物学专业网站

（1）中国植物志（中文）

http：//www. iplant. cn/frps2019/

http：//www. iplant. cn/frps

（2）中国植物志（英文）

http://www.efloras.org/flora_page.aspx?flora_id=2

Flora of China 是中美合作的重大项目，得到了中国科学院、国家科技部、国家自然科学基金委员会、美国国家科学基金会等机构的资助。由中国科学院昆明植物研究所吴征镒院士和美国密苏里植物园皮特·雷文（Peter Raven）院士联合任编委会主席。*Flora of China* 并非是《中国植物志》中文版简单的翻译，而是中外专家联手进行增补和修订，并最终以英文定稿。

（3）中国植物图像库

http://ppbc.iplant.cn/

中国植物图像库（Plant Photo Bank of China，PPBC）正式成立于 2008 年，是中国科学院植物研究所在植物标本馆设立的专职植物图片管理机构。本图库采用最新分类系统，已经收录各类植物图片 506 科 5 380 属 38 492 种 6 970 571 幅。

（4）中国植物物种信息数据库

http://db.kib.ac.cn/CNFlora/HierarchicalSearch.aspx

中国植物物种信息数据库（China Plants Database），由植物学学科积累深厚和专业数据库资源丰富的中国科学院昆明植物研究所、中国科学院植物所、中国科学院武汉植物园和中国科学院华南植物园联合建设，面向国家重大资源战略需求和重大领域前沿研究需求，紧密围绕中国科学院独具特色、有着长期积累的、成熟的植物学数据库，充分运用植物学、植物资源学和植物区系地理学等有关理论、方法和手段，在顶层设计的基础上，依靠植物学专家，通过重复验证，制定通用的标准、规范和数据质量保证措施，以中国高等植物为核心，采集、集成、整合现有的各相关数据库，目标是建设一个符合国际和国家标准、有严格质量控制与管理、具有完整性和权威性、具国际领先地位的中国植物物种信息数据库（参考型数据库）。

本数据库共涉及高等植物 300 余科 3 400 余属 31 000 余种，其数据内容主要包括：植物物种的标准名称、基本信息、系统分类学信息、生态信息、生理生化性状描述信息、生境与分布信息、文献信息、图谱图片、微结构和染色体等信息。在可持续发展的运行机制下，向植物学研究者、决策者、爱好者等不同用户提供便捷的网络服务。

利用该数据库可查询到相关植物数据、植物名称信息，掌握药用植物、食用植物、经济植物、花卉观赏植物、云南高等植物信息以及植物分布情况的详细信息，该数据库还包含了中国种子植物科属电子小词典和中国西南野生生物资源种质数据库。

（5）中国植物主题数据库

http://www.plant.csdb.cn/

以"物种2000中国节点"和《中国植物志》为基础，整合植物彩色照片、植物志文献记录、化石植物名录与标本以及药用植物数据库，强调数据标准化和规范化。

系统建成后的基本数据量如下：

➢ 植物名称数据库：155 290条（包括科、属、种及种下名称，"物种2000中国节点"有110 449条，《中国植物志》有44 841条）。

➢ 植物图片数据库：18 338种，1 009 386张（中国植物图像库283 317张，中国自然标本馆726 069张）。

➢ 文献数据：共计3 652 312条名称-页码记录（BHL中国节点数据129 105条，BHL美国节点3 523 207条）。

➢ 药用植物数据库：11 987种，22 562条。

➢ 化石名录数据库：1 093条，其中《中国化石蕨类植物》（2010）有953条，《中国煤核植物》（2009）有140条。

➢ 化石标本数据库：312个名称，662份标本。

通过数据之间的关联，物种综合信息页面将会串联其不同的数据类型，在同一页面显示。

2. 中草药学专业网站

《中药大辞典》在线查询网址：http://zhongyaocai360.com/zhongyaodacidian/。

3. 国外常见蒿属植物的药用、观赏栽培学及科普网站

（1）How to Grow Artemisia

https://www.thespruce.com/artemisia-1402826，一个种植植物的网站，里面

介绍了几种蒿属植物的种植。

（2）11 Different Types of Artemisia Flowers

https：//www. homestratosphere. com/types-of-artemisia-flowers/，一个观赏植物的网站，介绍了几种蒿属植物。

（3）Better Homes and Gardens

https：//www. bhg. com/gardening/plant - dictionary/perennial/artemisia/，一个家庭园艺网站，介绍了蒿属植物的栽培。

（4）New World Encyclopedia

https：//www. newworldencyclopedia. org/entry/Artemisia_（genus），一个世界百科全书网站，介绍了蒿属植物各方面的内容。

第四节　我国周边国家和地区几种常见艾（蒿属）的药用植物资源及应用

蒿属植物不仅种类繁多，药用植物资源也非常丰富。在全球许多国家都有着蒿属植物药用的历史和传统。这方面的文献非常多，如我们的邻国日本，野生的蒿属植物约 30 种，可以通过《日本植物志》和 *Flora of Japan* 等书籍了解和认识日本的资源情况。日本在利用蒿属资源方面，无论是药用还是食用都做出了十分突出的贡献。这里就几种常见蒿属植物在我国周边国家和地区利用情况做一个简单的介绍，有兴趣的话可以通过不同国家和地区的植物志、药物志及互联网去收集和检索相关的文献资料。

艾（*Artemisia argyi* Levl. et Van. ）是多年生草本植物，具横走根茎。它原产中国、日本和俄罗斯的远东地区。其干燥叶入药，称为"艾叶"，在日本它被称为"gaiyou"。传统中医认为其有多种炮制方法和药用价值。

魁蒿（*Artemisia princeps* Willd. ）（艾叶的替代植物之一）（英语称之为"Japanese mugwort"，日语为"yomogi"）也是日本最著名的蒿属植物。日本甜点"kusa-mochi"的成分。这种植物还被用于传统的亚洲医学中，主要治疗炎症、腹泻和许多循环系统失调疾病。

灰苞蒿（*Artemisia roxburghiana* Wall. ex Bess.）（艾叶的替代植物之一）。在巴基斯坦北部的喜马拉雅山西部地区，灰苞蒿提取物用于治疗发烧、疟疾和肠道寄生虫。在印度的北阿坎德邦，灰苞蒿用于治疗眼部疾病、伤口和外部寄生虫。

北艾（*Artemisia vulgaris* L.）（艾叶的替代植物之一），英语俗称"mugwort"，是多年生草本植物，生长于亚洲、欧洲和北美。该植物在菲律宾当地广为使用，因其具有降压作用，在当地作为"草药"广为人知。还具有消炎、解痉、抗蝇和驱虫等特性，并用于治疗月经疼痛（痛经）、引产或流产。

五月艾（*Artemisia indica* Willd.）（艾叶的替代植物之一）在尼泊尔可以用于治疗癣、刀伤和其他伤，也可以用于抗水蛭的治疗。

细裂叶莲蒿（*Artemisia gmelinii* Web. ex Stechm.）主要分布在高海拔地区。在尼泊尔，将新鲜植物碾碎成糊状，外用可治疗头痛、疮和粉刺。

滨艾（*Artemisia fukudo* Makino）分布在韩国济州岛的海岸线和朝鲜半岛以南、日本和中国台湾，我国浙江沿海也见报道。该植物被用作调味剂，并在韩国用于各种化妆品当中。它还具有多种生物学作用，包括抗炎、抗肿瘤和抗菌等。

牡蒿（*Artemisia japonica* Thunb.）广布亚洲大陆和日本。在巴基斯坦北部，叶子的提取物可以用于治疗疟疾，叶子的糊汁可以外用治疗皮肤病。

牛尾蒿（*Artemisia dubia* Wall. ex Bess.）原产于中国、不丹、印度、日本、尼泊尔和泰国。在尼泊尔，牛尾蒿用于治疗刀伤和其他伤口，而植物糊剂用于发烧。

岩艾（*Artemisia iwayomogi* Kitamura）是一种多年生草本植物，在韩国很常见。朝鲜语中叫作"hanin-jin"或"dowijigi"，传统上用于治疗包括肝炎在内的各种肝脏疾病。

红足蒿（*Artemisia rubripes* Nakai）已被朝鲜作为传统草药用于治疗胃痛、呕吐、腹泻和止血。

香叶蒿（*Artemisia rutifolia* Steph. ex Spreng）分布在阿富汗、中国、印度、哈萨克斯坦、吉尔吉斯斯坦、蒙古、尼泊尔、巴基斯坦、俄罗斯和塔吉克斯坦。草药茶用来治疗哮喘，作为消炎药和利尿剂；新鲜的草药用作镇痛药治疗牙疼；将药草汤捣碎以治疗牙周炎、心绞痛、胃部问题和心脏问题。

黄花蒿（*Artemisia annua* L.）在中国传统上用于治疗发烧，它被认为是重要的民族草药植物已有 2 000 年的历史。虽然原产于亚洲和欧洲，但这种植物已经在非洲种植，并作为一种茶用于疟疾的治疗。青蒿素已被确定为该植物抗疟的主要成分。黄花蒿因其抗疟疾特性而享誉全球，世界卫生组织已经建议将黄花蒿作为抗疟药物的来源。

参考文献

丁宝章，王遂义，高增义，1981. 河南植物志 [M]. 郑州：河南人民出版社.

傅立国，陈谭清，郎楷永，等，2005. 中国高等植物 [M]. 青岛：青岛出版社.

林有润，1986. 中国药用艾蒿类植物及古本草书艾蒿类植物的初步考订（一）[J]. 武夷科学（6）：351-371.

林有润，1988. 中国蒿属志：中国蒿属植物的系统分类、分布和主要经济用途 [J]. 植物研究，3（8）：111-123.

中国医学科学院药物研究所，等，1959. 中药志 [M]. 北京：人民卫生出版社.

第三章 艾草的栽培技术

艾草的产地分布极广，除极干旱与高寒地区外，几乎遍及我国。艾草常生于低海拔至中海拔地区的荒地、路旁河边及山坡等地，也见于森林草原及草原地区，局部地区为植物群落的优势种，蒙古、朝鲜、俄罗斯（远东地区）、日本也有栽培。艾草极易繁衍生长，对气候和土壤的适应性较强，耐寒耐旱，喜温暖、湿润的气候，以潮湿肥沃的土壤生长较好，人工栽培在丘陵、低中山地区，生长繁盛期24~30℃，气温高于30℃茎秆易老化、抽枝、病虫害加重，冬季低温小于−3℃当年生宿根生长不好。

现代的艾草应用广泛，不仅仅局限在药用，在食用、建材、家纺、日化方面也被开发出越来越多的用途，野生艾草已经不能满足日益增长的需求，人工种植艾草发展迅速，已经占领了大部分市场。人工种植艾草快速发展的同时也带来了一些问题，不同地区、不同环境、不同气候甚至不同季节的艾草所含有的活性成分差异较大，且艾草的品质也各不相同，因此亟须对艾草人工标准化种植进行研究，以便按照标准种植，获得品质较好的艾草，来满足市场需求（顾海科等，2018年），本章主要介绍艾草栽培技术。

第一节 南阳艾栽培技术

河南省南阳市地处北纬32°~33°，地处中原，属于北亚热带湿润季风气候，季风的进退与四季的替换较为明显。冬干冷，雨雪少；夏炎热，雨量充沛；春回暖快，降雨逐渐增多；秋季凉爽，降雨逐渐减少。冬季时间较长110~135天，其次是夏季110~120天，春秋时间较短55~70天。南阳常年的年平均气温为15℃，最热月7月的月平均气温27℃，最冷月1月的平均气温在1℃左右。这里常年的年降水量有 800mm，年无霜期 220~245 天。古人曾以"春前有雨花开早，秋后无霜叶落迟"的诗句来赞扬南阳良好的气候条件。河南南阳气候条件适宜，对于"宛艾"的生长极为有利，适宜人工栽培种植。近年来种植面积逐步扩大，现"宛艾"种植面积已经超过 7 万亩①，形成"宛艾"品牌，标准化种植极其重要。

河南南阳目前国内最大的艾草产品集散地，艾草形成完整链条，每个环节都有很好的代表性企业，在种植方面也是走在前列。为此，我们以河南南阳的艾草种植为基础，整理对艾草人工种植过程中选地整地、施肥、种苗繁殖、田间管理、采收等环节进行总结，为南阳艾草的人工标准化种植研究提供依据。

一、选地整地

1. 选地

艾草适生性强，喜阳光、耐干旱、较耐寒，对土壤条件要求不严，但以阳光充足、土层深厚、土壤通透性好、有机质丰富的中性土壤为好，肥沃松润及排水良好的砂壤及黏壤土生长良好。为了节约土地资源，应选择丘陵地区的荒地、路旁、河边及山坡等进行合理布局，坡地和平地均可以种植，也可以在房前屋后、田间边角地种植。但是作为食药用的艾草栽培，除了要获得较高的产量之外，更重要的是要保证艾草原料的质量安全及其药效，因此，种植地块周边空气应洁净无扬尘，附近无居民生活污水和工业水污染，空气质量应符合国标 GB 3059—2012 的规定（季梅景等，2016）。

2. 整地

地块选好后，先进行深耕，深耕 30cm 以上。深耕土地不仅疏松了土壤，提高了土壤温度和保墒能力，还可以充分利用耕质土下积淀的氮（N）、磷（P）、钾（K）元素，同时也起到了部分除草作用，当年的草籽基本上全部深埋，可除掉来年 50% 左右的杂草。关键是把往年未分解的非艾草专用除草剂深埋地下，解除其对艾草生长的影响。深耕时墒情过大，应适当进行晾（晒）堡，防止旋耙

---

① 1 亩≈667m²，15 亩＝1hm²。全书同。

时耙不碎，出现过大的明垡和过多的死垡，影响种植。

3. 施肥

有农家肥的，可结合犁耙整地时一次性施足腐熟有机农家肥，每亩施2~3t；或用腐熟的稀人畜粪撒一层作底肥。无农家肥的，可选用颗粒状的艾草专用有机肥，在深耕后，旋耙前，均匀撒在田里，每亩50kg左右。用作艾草的有机肥有效元素含量指标：有机氮磷钾含量20%以上，氨基酸类含量超过20%，有机质超过20%，腐殖酸大于5%，硫（S）元素含量大于10%，不含重金属等有害物质。

4. 整畦（厢）

泥土耙碎后，开始整畦（厢）。畦（厢）宽5m左右（视地块情况定），便于人工除草，又利于机械作业。每两畦（厢）间开一浅沟，沟深20cm左右，宽30cm左右，便于防涝排水。每畦（厢）中间高，两边低（呈龟背形），高低差不超1.5cm，便于排溉。地块四周最好开好排水沟，沟深50cm左右，宽60cm以上，便于旱时灌溉，涝时排水。整完土地后，喷洒一次艾草专用除草剂（遇水分解），对杂草进行封闭杀灭，10~15天后即可栽苗。

二、种苗繁殖

1. 种子繁殖

种子繁殖应于早春播种，3—4月可直播或育苗移栽，直播行距40~50cm，播种后覆土不宜太厚，以0.5cm为宜或以盖着种子为度。苗高10~15cm时，按株距20~30cm定苗（康海平，2017）。

2. 分株繁殖

艾草分蘖力强，一般一株艾一年能分蘖成几株至几十株，可以作为分株繁殖的材料，生产上大部分采用分株繁殖的方式，分株繁殖也是目前人工栽培的主要繁殖方式。每年3—4月，由根茎生长出的幼苗高15~20cm，在土壤湿润时，最好是雨后或浇水后，挖取艾的全株按照行株距45cm×30cm种植，栽培后2~3天如果没有下雨要滴水保墒。

三、种植以及田间管理

1. 种植

艾草种植的行株距：普通种植 45cm×30cm（5 000棵/亩）；密植 45cm×15cm（10 000棵/亩）；合理密植 45cm×20cm（7 000棵/亩）。每穴1棵。种植深度：黏性较大的黄土地或黑土地 5~8cm；砂土地或麻骨石地 8~10cm。

艾草种植也可以半机械化作业。一人驾驶拖拉机带犁开沟，一人摆艾苗，一人撒艾草专用有机肥（施有底肥的，可以不用再撒肥）；第一犁摆艾苗，注意犁开沟的间隔和深度、摆苗的间隔和深度；第二犁撒艾草专用有机肥，开沟深 15~20cm，使翻出的土刚好掩住第一犁的艾苗根；第三犁按第一犁标准执行，第三犁翻出的土刚好掩住第二犁的有机肥，依次类推，直至栽完。种完后应检查有无露根现象，若有，人工及时用土封掩。

2. 田间管理

（1）除草

开春后，当日平均气温达到 9~10℃时，艾根芽刚刚萌发而未出地面时（及时拨开地表观察），保持一定的墒情，用喷雾机全覆盖喷洒一次艾草专用除草剂封闭，切忌有空白遗漏。待艾苗长出后，仍有杂草的地块，在3月下旬和4月上旬，中耕除草各1次，要求中耕均匀，深度不得大于10cm，艾草根部杂草人工拔掉。第一茬收割后，对仍有杂草的地方，用小喷头喷雾器，对艾草空隙间的杂草进行喷杀，防止喷溅在艾草根部；第二茬艾芽萌发后，仍有少量杂草的，人工除草。除草剂的选择按技术人员的指导使用，严禁不经技术指导，私自选用除草剂；当紧邻地块其他农作物使用双子叶或菊科除草剂时，严禁喷溅到艾草上。每茬收割后，地上仍有杂草的，及时收集，特别是带有草籽的杂草，堆拢在地头焚烧，严禁草籽落入田里。

（2）追肥

每茬苗期，最好在苗高 30cm 左右时，按每亩 4~6kg 追施艾草专用提苗肥，选在雨天沿行撒匀，若是晴天用水溶化苑施（浓度 0.5%以内）或叶面喷施，遇到湿润天气，追肥也可与中耕锄草一起进行，先撒艾草专用肥，再松土，松土深度 10cm。化肥催苗仅适合第一年栽种的第一茬，以后各生长期（即二季、三季等）不得使用化肥，否则影响有效成分的积累，降低艾绒品质，所以只能使用专用肥。

（3）灌溉

艾草适应性强，且在种植之前已将畦（厢）面整成龟背形，有相应的排水沟，及时做好雨天、雨后的清沟排水工作，以防积水造成浸渍为害；干旱季节，苗高 80cm 以下叶面喷灌，苗高 80cm 以上全园漫灌。

四、采收

艾叶第一茬收获时在 6 月初，晴天时及时收割，割取地上带有叶片的茎枝，进行茎叶分离，摊晒在太阳下晒干，或者低温烘干，打包存放。7 月中上旬选择晴好的天气收获第二茬，打霜前后收取第三茬，并对田间进行冬季管理（袁阳，2017）。

第二节　蕲艾栽培技术

蕲艾是"蕲春四宝"之一，是蕲春县首获国家地理标志认证的中药材品种，《本草纲目》中记载"自成化以来，则以蕲州者胜，用充方物天下重之，谓之蕲艾"。蕲艾人工栽培较野外自然生长产量可从 3 000 kg/hm² 提高到 5 250～6 000 kg/hm²，可见人工栽培更利于蕲艾的生产与产品开发，为此，我们将蕲艾栽培技术总结如下（郭双喜等，2013）。

一、选地整地

1. 选地

蕲艾具有艾草特有的适应能力，容易繁衍和生长，对气候和土壤的要求不严格，因此，田边、地头、山坡、荒地均可种植，如果再加上阳光充足和排水顺畅，更利于蕲艾的种植和生长。但是，人工种植是为了获得高产、高品质的蕲艾原料，种植地的选择会决定蕲艾产量和品质的高低，如条件允许，尽量选择较好的种植环境和较好的土壤条件。

可以选择地势平坦、阳光充足、土层深厚、灌溉和排水良好的地块，为了节约土地资源，也可以选择相应的丘陵地块种植，但同样需要灌溉和排水设施，这样可以更好地保证蕲艾的生长。种植环境也是选地的一个重要因素，附近用水应该符合农业用水标准，无生活污水和工业污水的污染，周边应无污染性的烟尘，大气环境质量应该符合国家标准 GB 3059—2012 的规定。

2. 整地

根据土层结构和土壤墒情确定犁耙次数，土地需要深耕，与此同时要施以充足的充分腐熟的无公害化的土杂肥，每亩地施肥 1 500~2 000kg，将肥料均匀混合翻入土壤，然后修沟做厢待种。

二、种苗繁殖

1. 种子繁殖

种子繁殖应于早春播种，3—4 月可直播或育苗移栽。播种之前需要先将种子进行处理，用 25~28℃温水将种子进行清洗，浸泡 30min，然后将饱满的种子进行催芽处理，然后再进行播种，以此提高出苗率。直播行距 30~40cm，亩播种量 2.5~3.0kg，播种后覆土不宜太厚，以 0.5cm 为宜或以盖着种子为度。苗高 10~15cm 时，按株距 15cm 定苗（樊树龙，2019）。

2. 根状茎繁殖

在每年蕲艾秋季采收之后（10—11 月）或每年早春芽苞萌动之前，挖出蕲艾的地下根状茎，然后选取生命力较强的截成段。在 3 月下旬对获得的根状茎进行栽培，一般需要开成深 15cm 左右的沟，沟之间距离 40cm 左右，然后按照 15~20cm 的株距将根状茎放入沟中，然后盖上厚薄合适的土，播种后应根据天气变化及时浇水，确保发芽出苗。

3. 分株繁殖

蕲艾分株繁殖与南阳艾相似，每年的 4 月，由根茎生长出的幼苗高 10cm，在土壤湿润时，最好是雨后或浇水后，挖取全株按照行株距 20cm×40cm 种植，栽培后 2~3 天如果没有下雨要滴水保墒。

三、种植以及田间管理

1. 种植

蕲艾可以人工种植，也可以半机械化作业，与南阳艾种植方法相似。在种植密度方面也相似，可以采取普通行株距 45cm×30cm，也可以采取密植行株距 45cm×15cm，或者采取较合理的密植行株距 45cm×20cm。每穴栽种 1~2 棵。

2. 除草管理

开春后，待有蕲艾苗长出，就要及时除草，防止草荒发生。在 4 月中下旬或 5 月下旬，至少中耕除草一次，中耕要求深度均匀 10~15cm，对于根部杂草采用人工拔掉的方法，还可以根据杂草情况进行不同次数的除草处理。6 月上旬采收完第一茬后翻晒园地，清除残枝败叶，同时对仍有杂草的地方进行喷杀，并及时收集带有草籽的杂草，严禁让草籽落入田中。等到第二茬艾芽萌发后如有少量杂草，可以采用人工去除的办法。每次收割完蕲艾都要进行除草处理。

3. 肥水管理

施肥的时间根据苗高决定，当苗高约 30cm 时，每亩施用 6kg 尿素作为提苗肥，可以选择在阴雨天施撒均匀，也可以在晴天的时候进行叶面喷施。施肥也可以与中耕锄草一起进行，先撒艾草专用肥，再松深度约 10m 的土。以后每采收一茬都要施肥一次，但是不可施用化肥，化肥催苗仅适合第一年栽种的第一茬。后面的肥料可以腐熟的粪肥为主，第二茬采收后每亩可以施用腐熟的粪肥 500kg，再加上 20kg 过磷酸钙，第三茬采收后，在土壤封冻前或者第二年开春解冻后开沟施用农家肥，每亩施用 1 000kg，以保证有充足的营养供蕲艾生长。

蕲艾属于旱地植物，喜欢潮湿的土壤，但是怕积水，种植之前一般已经整理成厢，有相应的排水沟，要做的就是雨天、雨后的清沟排水工作，以防积水造成浸渍为害；如遇干旱季节，苗高 80cm 以下叶面喷灌，苗高 80cm 以上全园漫灌。

4. 病虫害防治

蕲艾由于挥发油较多，气味浓郁，一般不容易发生病虫害，但是由于近年来大面积连片连年种植，导致田间病害局部发生严重，尤其以蚜虫虫害发生最为突出。蚜虫的成虫和若虫集中在蕲艾叶片背面、生长点等部位吸食汁液，造成叶片提早枯黄死亡，生长点发育受阻，植株矮小。蚜虫分泌的蜜露污染艾叶，引起煤污病。蚜虫的发生严重影响蕲艾的产量与品质。为此，邹春华等人专门研究蕲艾蚜虫的田间防治药剂筛选，选取评价了如下 9 种药剂：6% 鱼藤酮微乳剂（北京三浦百草绿色植物制剂有限公司）40mL/亩；0.5% 藜芦碱可溶液剂（华植河北生物科技有限公司）90mL/亩；10% 烟碱可溶液剂（山东省农业科学院于毅研究员提供）300mL/亩；0.5% 苦参碱水剂（河北中保绿农作物科技有限公司）80mL/亩；0.3% 印楝素乳油 100mL/亩；50% 氟啶虫胺腈水分散粒剂（美国陶氏益农公司）3g/亩；10% 氟啶虫酰胺水分散粒剂（日本石原产业株式会社）40g/亩；5% 高效氯氟氰菊酯水乳剂（山东省青岛东生药业有限公司）10mL/亩；70% 吡虫啉水分散粒剂（拜尔作物科学中国有限公司）3g/亩。采用这 9 种药剂对有蚜虫为害的蕲艾进行喷洒，然后统计对蚜虫的防治效果。结果发现 10% 氟啶虫酰胺水分散粒剂对蕲艾蚜虫有良好的防治效果，用药后 7 天防治效果为 94.2%，14 天防治效果为 94.9%；0.5% 藜芦碱可溶液剂对蕲艾蚜虫有良好的防治效果，用药后 7 天防治效果为 93.6%，14 天防治效果为 94.7%；50% 氟啶虫胺腈水分散粒剂对蕲艾蚜虫有良好的防治效果，用药后 7 天防治效果为 94.0%，14 天防治效果为 91.4%。根据实验结果以及蕲艾作为中药材，植物应以源生物农药为主，因此推荐 0.5% 藜芦碱可溶液剂为蕲艾蚜虫防治的首选药剂，可以根据药剂使用指导以及蚜虫严重程度决定施用的剂量和次数，以达到最好的防治效果（邹春华等，2020）。

此外，每次采收完毕后也是病虫害发生的时期，因此，在采收后采取相应的措施，也能很好地防治蕲艾病虫害的发生，主要方法如下：每茬采收完毕后将残枝败叶及时清理干净，将地中的杂草也及时清理，然后将这些枯枝败叶及时运走集中处理，深埋或者焚烧；在采收并清理干净的地上喷洒多菌灵或者甲基硫菌灵，以除去病害；每年冬季翻地或者深耕除草的时候，深翻土壤，将虫卵深埋，也能起到一定的防虫作用。总体来说，蕲艾发生病虫害的现象要比其他的农作物少很多。

四、采收

一般来说蕲艾一年采收 3 次，分别为 6 月上旬、8 月上中旬和 10 月中下旬。

一定选取晴天进行收割。割取蕲艾全株，就地堆放晾晒，待植株萎蔫后运送，然后摘取叶片，或者整株打捆，储存在干燥、阴凉、通风的库房中。

蕲艾的采收时间还要根据用途来确定。外灸内服等药用艾叶在端午节前后一周的中午进行采收，9月和10月艾叶的挥发性物质种类相对丰富，但5月和6月的桉油精含量更高。这说明若考虑挥发油含量，应在5月、6月和9月分批采收艾叶。

第三节　其他地区艾草的栽培技术

一、东北地区艾草栽培技术

选地与整地与其他地区栽培要求基本相同，如阳光充足、湿润的土壤，要做畦栽培，做好灌溉与排水。种子在播种前需要用35℃温水浸泡12h，再用40~50℃温水浸泡8~12h，然后取饱满的种子，沥干水分，进行播种，可以撒播，可以条播，行距25~30cm，开沟深15~20cm，浅覆土。5月上中旬，苗高10~15cm时即可移栽，也可以用根茎繁殖。此外，刘婷等（2017）报道还可以扦插繁殖，5月下旬至6月剪取生长健壮的枝条，去掉上部幼嫩茎尖和下部老化茎，剪成10~15cm的插条，上端保留2~3片叶，下端剪成斜面，扦插时按照30~50cm的行距，将插条按照3~4cm的株距放入深10cm的沟中，培土10cm，浇透水，保持土壤湿润。田间管理也同样需要中耕除草，肥水合理管理，施肥以腐熟有机肥为主。不同的是东北地区种植艾草，一年最多收获两茬，第一次在5月中下旬，第二次在8月上旬。这与东北相对较寒冷的气候有密切关系。

二、北京地区艾草栽培技术

北京地区在延庆、房山等地种植艾草——京艾1号。京艾1号作为食用艾蒿，不耐高温，最适生长温度12~30℃，每年开春地表温度达到12℃以上只需要10天艾草根部就可以发芽。一般在pH值5.5~8.0的土壤均可栽培食用艾，同时要求土质疏松、排水良好，土地要深耕细耙，晾晒3~5天后要整畦，艾畦一般宽为 1m，畦间距一般 0.8m，太宽不便于管理和采收。早春土壤温度稳定在 12℃以上即可播种，可以采用直播和撒播的方式，视生长情况适当补苗和间苗，并进行人工除草，加强水肥管理，合理灌溉。京艾 1 号在 4—5 月和 8—9 月虫害较易发生，主要有蒿小长管蚜、红蜘蛛、菜青虫等。建议采用高效低毒低残留的化学农药防治，或及时释放生物天敌等方式进行防治；京艾 1 号管理不好时，叶秆易出现瘟枯病，引起秆枯黄、腐烂，雨季发病率更高。京艾 1 号每年春季 4 月上旬开始采收，每茬 24~30 天，10~15cm 采收最佳，掌握好采收时间有利于提高艾草品质。采收后及时晾晒或者根据加工需要处理（岳瑾等，2019）。

三、河北地区艾草栽培技术

在河北承德地区和任丘地区均有人工种植艾草的报道，首先是选育适合当地气候种植的艾草品种，然后根据需求人工栽培艾草，可以作为景观草，亦可以作为药用植物来管理。艾草喜欢的生长环境基本都是一样的，只是根据气候条件的不同而生长期的长短不太一样，收割的次数也有差别。最好是选土质肥沃的土地，也可选择山坡、丘陵地带，但是要求阳光充足、土壤湿润，且排水灌溉方便。分别采用野生苗移植和种子繁殖的方法获得艾草苗，然后进行合理的水肥管理以及病虫害防治，保证艾草健康生长，提高品质。每年收割 2~3 次，根据当年的气候情况确定收割时间，收割完成后要摊晾风干（张燕等，2019；赵海茹等，2020）。

四、甘肃地区艾草栽培技术

甘肃天水种植中药材历史悠久，是秦药的主要产区，素有"秦州药园"之称。艾草作为中草药的一种，易繁殖、适应性强、耐寒耐旱，在天水市多有分布。艾草栽培需要选择阳光充足、湿润肥沃、通透性较好的土壤，房前屋后、田间地头、山坡、河边及荒地均可种植。但是种植艾草周边的水、空气一定要符合相应的标准，这样才能够得到品质安全的药材。选好土地后就要整地，按照垄来种植，中间略高，两侧带排水沟。可以采用种子繁殖，也可以用根状茎和分株繁殖的方法。4 月上旬要中耕除草，每茬艾草采收后要合理追肥，天气干旱时合理浇水，雨水较多时要及时将雨水排出，防止过涝发生病害。一般在 6 月上旬开始采收第一茬，端午节前后一周最佳，晴天割取地面上带有叶片、侧枝及茎秆的植株，去除枯叶杂质进行茎叶分离，平摊晾晒自然风干或者低温烘干（李参，2019；缑建民等，2020）。

五、黔西北山区艾草栽培技术

贵州毕节地处云贵高原的乌蒙山区，具有"一山分四季，十里不同天"的立体气候和众多的土壤类型，中药材品种丰富，艾草对气候和土壤的适应性较强，田边、山坡和荒地均可种植。选取周边没有生活污水和工业污水污染的土壤，大气环境也要符合国家标准。然后对选好的种植地进行整地处理，施以充分腐熟的农家肥，然后修沟做畦，畦宽 1.2~1.5m、高 20cm、畦间距 30cm。繁殖方法较多，种子繁殖、根状茎繁殖、扦插繁殖、分株繁殖及组培繁殖均可以应用。采用泥炭∶腐叶土＝2∶8 的基质配方，这个配方既有大部分腐叶土提供足够的透气性，又有少量泥炭起到保肥保水的功能，其提供的根部环境使艾草易生根，成活力较好，后期生长过程中萌芽率较高、株高与茎粗也较大。在 3—4 月，苗高 10~12cm 时可以移栽，最好是在雨后或者阴天进行栽培，然后覆土压实，浇水保持土壤湿润。及时进行补苗与中耕除草，进行合理的水肥管理，同时注意病虫害的防治。一般一年采收 2~3 次，通常 5 月中下旬完成第一次采收，7 月底至 8 月上旬完成第二次采收，10 月上旬可以第三次采收。采收时离地面 7~10cm 处割取，收获的高度为 40~60cm，平摊晾于阴凉处，九成干后进行枝叶分离，并将艾叶打包存于仓库中（聂宗岳等，2018；刘蓓蓓等，2020）。

艾草有极强的适应能力，野生艾草在我国分布非常广泛，随着近年来人们对健康生活的向往，具有防治作用的艾草制品受到人们的欢迎，艾灸、艾贴等产品遍布我们日常生活中，大量艾制品的消耗，必然需要大量的人工种植艾草，因此，近年来越来越多的地区开始利用山坡、荒地、河滩等地种植艾草，在获得艾草经济收益的同时也对水土流失的治理起到一定的作用。

参考文献

樊树龙，2019. 阳泉市旱地梯田蕲艾规范化栽培技术［J］. 中国农技推广
（10）：61-62.

缑建民，王琰，史延春，等，2020. 天水市中药材艾草驯化栽培技术初报
［J］. 农业科技与信息（13）：16-18.

郭双喜，李军，2013. 蕲艾的特征特性及人工栽培技术［J］. 现代农业科技
（2）：110-111.

季梅景，杜一新，2016. 艾草的开发利用前景及其人工栽培技术［J］. 科技
视界（13）：287-288.

康海平，2017. 艾草的发展前景及栽培注意事项［J］. 河南农业（8）：19.

李参，2019. 甘肃艾叶生产机械化栽培技术［J］. 农机科技推广（11）：
48，50.

刘蓓蓓，郭双喜，万定荣，等，2020. 艾草规范化种植技术［J］. 亚太传统
医药，16（12）：67-70.

刘婷，徐存宇，2017. 艾蒿栽培技术简介［J］. 新农业（3）：36.

聂宗岳，赵彬，聂红艳，等，2018. 黔西北山区艾草高产优质栽培技术初探
［J］. 农业开发与装备（7）：175-176.

袁阳，2017. 桐柏县艾草种植技术［J］. 河南农业（5）：49.

岳瑾，周春江，魏海英，等，2019. 食用艾蒿植物学性状和栽培技术研究
［J］. 农业科技通讯（8）：337-338.

张燕，杨红杏，2020. 任丘市道地中药材艾草绿色栽培技术［J］. 农业科技
通讯（3）：240-241.

赵海茹，兰红英，王新凤，等，2020. 地区野生艾蒿作为景观草引种栽培试
验［J］. 农业与技术，40（23）：90-91.

邹春华，袁卫东，李小兵，等，2020. 蕲艾蚜虫的田间防治药剂筛选试验
［J］. 湖北植保（4）：17-18，24.

第四章　艾草的化学成分

药用植物是大自然给人类的礼物，帮助人类与各种疾病作斗争。在中国乃至东亚地区，艾叶有悠久的药用和食用历史，它作为艾灸的材料，有温经止痛、祛风散寒的功效。中草药的药效基础是其所含的化学物质。随着化学物质分离提取技术的进步以及化学物质鉴定技术的不断进步，艾草中的化学成分不断被发现。目前发现，艾草中的化学成分多而复杂，包括多种营养成分，如蛋白质、膳食纤维、氨基酸、多不饱和脂肪酸、矿物质及微量元素类。同时，艾叶中也包括多种药用成分，如挥发油、黄酮类、鞣质类、桉叶烷类、多糖类等。在此，我们对艾叶的化学成分进行综述，以满艾叶研究和开发的未来需求。

第一节　挥发油

挥发油是艾叶的主要有效成分。借助气相色谱-质谱联用等技术，已经鉴定出几百种化合物，包括单萜及其衍生物、倍半萜及其衍生物、酮（醛）类、醇（酚）类、酸（酯）类、烷（烯）烃类等化学成分。在此我们将艾叶挥发油的提取方法、成分和挥发油产量的影响因素进行归纳总结，以期明确其药效的物质基础，为对艾叶挥发油的进一步研究及开发利用提供参考。

一、提取方法

挥发油作为植物中具有挥发性的次级代谢产物，在提取方法上有蒸馏法、超临界流体萃取法、微波辅助提取法、超声波辅助提取法、溶剂法等方法，但目前最常用的还是蒸馏法，如水蒸气蒸馏法、热水蒸馏法、高压或低压热蒸汽蒸馏法等。

1. 蒸馏法

蒸馏作为最洁净的方式，具有工艺简单、操作方便等优点。《中华人民共和国药典》中采用水蒸气蒸馏法提取挥发油。努尔比耶·奥布力喀斯木等（2017年）采用水蒸气蒸馏法对艾叶中的挥发油成分进行提取，经气相色谱-质谱联用仪（Gas Chromatography-Mass Spectrometer，GC/MS）检测到 30 种挥发油成分。黎文炎等（2017）采用水蒸气蒸馏法分别提取野艾与家艾茎、叶中的挥发油，采用 GC/MS 对其挥发油成分进行分析，共分离出 109 种挥发性成分，其中主要的挥发性成分是萜类化合物，家艾、野艾茎中萜类化合物含量分别为 66.352%、51.473%，而家艾、野艾叶中萜类化合物含量约为 74.336%、73.186%。

2. 超临界 CO_2 萃取法

超临界 CO_2 萃取法具有易分离、萃取速率快等优点，在热敏、易氧化物质的分离提取方面应用广泛。此方法在近似常温条件下进行，艾叶油的提取率高，且可以最大限度地保留有效成分。Guan 等（2006 年）对蒸馏法和超临界 CO_2 提取法对艾叶中的挥发油进行对比，发现水蒸气蒸馏 8h 提取，提取率为 0.20%，含有 61 种化合物。采用 CO_2 超临界法，在 10MPa、50℃下，静态持续 50min，动态持续 5h，提取率为 0.26%，含有 66 种化合物。李静等（2016）也对超临界 CO_2 萃取法和水蒸气蒸馏法做了对照，分别对不同产地的艾叶进行了提取和分析，得知虽然桉油精含量结果相近，但是 CO_2 萃取法挥发油得率同样高于水蒸气蒸馏法。姚雪峰（2020）用超临界 CO_2 法萃取蒙艾（产地为内蒙古的艾）挥发油，在最佳反应条件，即萃取压力 30MPa，萃取温度 40℃，萃取时间 1h 下，艾叶挥发油产率为 6.99%。虽然超临界 CO_2 萃取法得率更高，但是水蒸气蒸馏法提取的挥发油呈浅绿色、透明，具有浓香的气味，并且工艺简单、操作简便、环保、经济，更适合工业生产推广。结合经济效益和设备要求等多方面考虑，水蒸气蒸馏法更适用于工业生产。

3. 微波辅助提取法

微波辅助提取法，是把微波和溶剂萃取法联合使用，利用微波能来提高速率。微波辅助提取法具有穿透力强、选择性高、适用范围广、提取时间短、节省试剂、污染少等特点，在挥发油提取工艺中得到广泛应用。微波辅助提取法提取艾叶挥发油，提取速度快，提取时间短，是一种高效环保的绿色提取方法。武露等（2019）通过单因素实验优选出微波辅助提取法提取艾叶挥发油的最佳工艺条件为：微波功率300W、料液比1∶8、回流时间45min，此条件下的挥发油产率为0.45%。

4. 超声波辅助提取法

谢志美（2008）利用超声波辐射结合异丙醇抽提提取艾叶挥发油，考察了超声时间、溶剂用量及萃取时间对挥发油得率的影响。在当艾叶用量为50g时，采用20mL异丙醇为超声用溶剂，对艾叶进行超声处理2h，然后抽提2h，能获得较高的艾叶挥发油提取率。

5. 有机溶剂萃取法

姚雪峰（2020）以正己烷为溶剂，室温下冷浸艾叶粉末2h使溶剂与艾叶充分接触后，对正己烷进行加热，回流一段时间后，抽滤得到黄绿色液体，进行旋转蒸发去除溶剂，得到挥发油，发现影响蒙艾挥发油得率的影响因素依次为提取温度＞提取次数＞料液比＞提取时间。在最佳反应条件下，即料液比1∶30，提取温度70℃，提取时间2h，提取次数为3次，蒙艾挥发油得率为4.67%。

6. 改良的索氏提取法

索氏提取法是利用溶剂回流及虹吸原理，使固体物质被纯溶剂持续提取，但在提取过程中大量杂质会随挥发性成分一起溶出，影响样品分析结果，而且在提取过程中很难避免挥发性成分损失。孔维松（2020）在索氏提取法基础上，改良艾叶挥发油的提取装置，增设固相萃取柱，采用硅胶作为固相萃取填料以吸附提取液中的杂质，并对硅胶的用量进行了优化。改良的索氏提取法具有集萃取、净化和浓缩为一体的优点，中途无需转移样品，简化了样品前处理操作，有效缩短了样品前处理周期。该方法提取的艾叶挥发性组分有62种，其中具有香味成分的有26种。

二、成分分析

艾叶发挥药理作用的主要活性成分就是艾叶挥发油，具有抗菌、抗炎、驱虫、美白、止血、抗过敏、平喘、镇痛、止痒等功效，也是食品、香料及化学工业的重要原料。艾叶挥发油成分复杂，到目前为止，从艾叶挥发油中鉴定出来的化合物总数可达 200 多种。主要成分有单萜及其衍生物、倍半萜及其衍生物、酮（醛）类、醇（酚）类、酸（酯）类、烷（烯）烃类等化学成分。其中，1,8-桉叶素①有镇神经痛、解痉、止咳的作用，还可防治感冒、流感，以及其他呼吸道感染、鼻炎和鼻窦炎等；龙脑具有镇痛、促渗透、修复与保护 DNA 细胞以及治疗皮肤创伤活性等作用；石竹烯具有平喘、抗菌的作用；蒎烯具有抗肿瘤、抗真菌、抗过敏及改善溃疡的作用，同时具有抗焦虑药物活性，有抗氧化效应、驱避昆虫等作用；松油醇具有止咳、解热、抑菌的作用。表 4-1 中列入部分含量大于 1%的挥发油成分。

表 4-1 含量大于 1%的挥发油成分

中文名称	英文名称	化学式	分子量	含量/%	分类
1,8-桉叶素	1,8-cineole	$C_{10}H_{18}O$	154.25	>5	单萜及其衍生物
β-蒎烯	β-pinene	$C_{10}H_{16}$	136.23	>5	单萜及其衍生物
侧柏酮	thujone	$C_{10}H_{16}O$	152.23	>5	单萜及其衍生物
左旋樟脑	(−)-campho	$C_{10}H_{16}O$	152.23	>5	单萜及其衍生物
海茴香烯	crithmene	$C_{10}H_{16}$	136.23	>5	单萜及其衍生物
松油烯-4-醇	terpinen-4-ol	$C_{10}H_{18}O$	154.25	>5	单萜及其衍生物
α-松油醇	α-terpineol	$C_{10}H_{18}O$	154.25	>5	单萜及其衍生物
3,3,6-三甲基-1,4-庚二烯-6-醇	3,3,6-trimethyl-1,4-heptadien-6-ol	$C_{10}H_{18}O$	154.25	>5	单萜及其衍生物
蒿酮	artemisiaacetone	$C_{10}H_{16}O$	152.23	>5	单萜及其衍生物
蒿醇	artemisiaalcohol	$C_{10}H_{18}O$	154.25	>5	单萜及其衍生物
樟脑	camphor	$C_{10}H_{16}O$	152.23	>5	单萜及其衍生物
龙脑	borneol	$C_{10}H_{18}O$	154.25	>5	单萜及其衍生物
(−)-4-松油醇	(−)-4-terpineol	$C_{10}H_{18}O$	154.25	>5	单萜及其衍生物
顺-β-松油醇	cis-β-trpineol	$C_{10}H_{18}O$	154.25	>5	单萜及其衍生物

① 1,8-桉叶素在不同文献中有不同名称，如桉油精、桉树脑、桉树油、桉叶精油、桉叶油醇等，本章中采用原文献名称表述，未做改动。

（续表）

中文名称	英文名称	化学式	分子量	含量/%	分类
顺-对-薄荷烷-2-烯-1-醇	cis-2-p-menthen-1-ol	$C_{10}H_{18}O$	154.25	＞5	单萜及其衍生物
崖柏酮	3-thujanone	$C_{10}H_{16}O$	152.23	＞5	单萜及其衍生物
α-侧柏酮	α-thujone	$C_{10}H_{16}O$	152.23	＞5	单萜及其衍生物
香芹醇	2-methyl-5-（1-methylethenyl）-2-cyclohexen-1-ol	$C_{10}H_{16}O$	152.23	＞5	单萜及其衍生物
β-石竹烯	β-caryophyllene	$C_{15}H_{24}$	204.35	＞3	倍半萜及其衍生物
石竹烯	caryophyllene	$C_{15}H_{24}$	204.35	＞3	倍半萜及其衍生物
石竹烯氧化物	caryophyllene oxide	$C_{15}H_{24}O$	220.35	＞3	倍半萜及其衍生物
大根香叶烯D	germacrene D	$C_{15}H_{24}$	204.35	＞3	倍半萜及其衍生物
母菊薁	chamazulene	$C_{14}H_{16}$	184.28	＞3	倍半萜及其衍生物
顺-β-金合欢烯	cis-β-farnesene	$C_{15}H_{24}$	204.35	＞3	倍半萜及其衍生物
斯巴醇	spathulenol	$C_{15}H_{24}O$	220.35	＞3	倍半萜及其衍生物
α-杜松醇	α-cadinol	$C_{15}H_{26}O$	222.37	＞3	倍半萜及其衍生物
α-古芸烯	α-gurjunene	$C_{15}H_{24}$	204.35	＞3	倍半萜及其衍生物
1-石竹烯	l-caryophyllene	$C_{15}H_{24}$	204.35	＞3	倍半萜及其衍生物
蛇床烷-6-烯-4-醇	selina-6-en-4-ol	$C_{15}H_{26}O$	222.37	＞3	倍半萜及其衍生物
二环大根香叶烯	bicyclogermacrene	$C_{15}H_{24}$	204.35	＞3	倍半萜及其衍生物
右旋印蒿酮	（+）-davanone	$C_{15}H_{24}O_2$	236.35	＞3	倍半萜及其衍生物
印蒿甲醚	davanaether	$C_{15}H_{22}O_2$	234.33	＞3	倍半萜及其衍生物
甘香烯	elixene	$C_{15}H_{24}$	204.35	＞3	倍半萜及其衍生物
表双环倍半水芹烯	（+）-epi-bicyclosesquiphellandrene	$C_{15}H_{24}$	204.35	＞3	倍半萜及其衍生物
绿花白千层醇	viridiflorol	$C_{15}H_{26}O$	222.37	＞3	倍半萜及其衍生物
长叶醛	longifolenaldehyde	$C_{15}H_{24}O$	220.35	＞3	倍半萜及其衍生物
植醇	Phytol	$C_{20}H_{40}O$	296.53	＞3	二萜及其衍生物
视黄醛	retinaldehyde	$C_{20}H_{28}O$	284.44	＞3	二萜及其衍生物

（续表）

中文名称	英文名称	化学式	分子量	含量/%	分类
贝叶烯	beyerene	$C_{20}H_{32}$	272.47	>3	二萜及其衍生物
环己酮	cyclohexanone	$C_6H_{10}O$	98.14	>1	酮（醛）类
植酮	phytone	$C_{18}H_{36}O$	268.48	>1	酮（醛）类
3,4-二甲基-3-环己烯-1-甲醛	3,4-dimethyl-3-cyclohex-en-1-carboxaldehyde	$C_9H_{14}O$	138.21	>1	酮（醛）类
正十五碳醛	pentadecanal	$C_{15}H_{30}O$	226.40	>1	酮（醛）类
蘑菇醇	mushroomalcohol	$C_8H_{16}O$	128.21	>1	醇（酚）类
4-甲基苄醇	4-methylbenzylalcohol	$C_8H_{10}O$	122.16	>1	醇（酚）类
戊二醇	pentane-1,5-diol	$C_5H_{12}O_2$	104.15	>1	醇（酚）类
双环[2.2.1]-2-庚醇	bicyclo [2.2.1] heptan-2-ol	$C_7H_{12}O$	112.17	>1	醇（酚）类
3-辛醇	3-octanol	$C_8H_{18}O$	130.23	>1	醇（酚）类
1,2,3,4,4a,5,6,7-八氢-4a-甲基-2-萘酚	4a-methyl-1,2,3,4,4a,5,6,7-octahydronapht-halen-2-ol	$C_{11}H_{18}O$	166.26	>1	醇（酚）类
3-己烯-1-醇	3-hexen-1-ol	$C_6H_{12}O$	100.16	>1	醇（酚）类
1,7-辛二烯-3-醇	octa-1,7-dien-3-ol	$C_8H_{14}O$	126.20	>1	醇（酚）类
邻苯二甲酸二正辛酯	n-dioctylphthalate	$C_{24}H_{38}O_4$	390.56	>3	酸（酯）类
二氢猕猴桃内酯	dihydroactinidiolide	$C_{11}H_{16}O_2$	180.24	>3	酸（酯）类
酞酸二乙酯	diethylphthalate	$C_{12}H_{14}O_4$	222.24	>3	酸（酯）类
肉豆蔻酸	myristicacid	$C_{14}H_{28}O_2$	228.37	>3	酸（酯）类
邻苯二甲酸二甲酯	dimethylphthalate	$C_{10}H_{10}O_4$	194.18	>3	酸（酯）类
邻苯二甲酸	phthalicacid,	$C_8H_6O_4$	166.13	>3	酸（酯）类
苯甲酰甲酸乙酯	ethylbenzoylformate	$C_{10}H_{10}O_3$	178.18	>3	酸（酯）类
邻苯二甲酸丙烯基乙基酯	(E)-ethylprop-1-eny-lphthalate	$C_{13}H_{14}O_4$	234.25	>3	酸（酯）类
邻苯二甲酸乙基戊基酯	ethylpentylphthalate	$C_{15}H_{20}O_4$	264.32	>3	酸（酯）类
2-异丙基甲苯	2-isopropyltoluene	$C_{10}H_{14}$	134.22	>2	烷（烯）烃类

（续表）

中文名称	英文名称	化学式	分子量	含量/%	分类
1-甲基-3-（1-甲基乙基）-苯	1-methyl-3-（1-methylethyl）-benzene	$C_{10}H_{14}$	134.22	＞2	烷（烯）烃类
1,2,5,5-四甲基-1,3-环戊二烯	1,2,5,5-tetramethyl-1,3-cyclopentadiene	C_9H_{14}	122.21	＞2	烷（烯）烃类
1,6-二甲基环庚-1,3,5-三烯	1,6-dimethylcyclohepta-1,3,5-triene	C_9H_{12}	120.19	＞2	烷（烯）烃类
十六烷	hexadecane	$C_{16}H_{34}$	226.44	＞2	烷（烯）烃类

资料来源：张雪琳等，2020。

三、挥发油含量和成分影响因素

1. 产地影响艾叶挥发油的含量和成分

刘向前等（2005）利用GC/MS对湖南、北京、河北、山东产地艾叶挥发油进行了比较分析，发现4个产地的艾叶挥发油成分的种类和含量存在较大差别。湖南产艾叶挥发油最主要物质为桉树脑（17.53%），而北京、河北、山东3个产地挥发油中均未检测出该物质。北京艾叶挥发油的主要成分为蒿醇（31.48%），河北艾叶挥发油主要成分为1,8-桉叶素（30.65%），山东艾叶挥发油的成分主要为艾醇（25.87%）。王宇卿等（2020）采用正己烷加热回流提取法，以桉油精、樟脑和龙脑为指标，对来自河南、河北、安徽、山西、江西、陕西、湖北、浙江和山东32个地区的艾草进行评价，发现32个产地艾叶中3种成分含量差异显著，其中南阳桐柏艾叶桉油精含量较高，南阳镇平艾叶樟脑含量较高，河北安国艾叶龙脑含量较高。

董元火等（2020）采用气相色谱（gas chromatography，GC）和高效液相色谱（high performance liquid chromatography，HPLC）法测定了湖北省蕲春县赤龙湖、九棵松村、翁堑村和清水河村4个产地的野生蕲艾叶中桉油精含量，结果表明，4个产地的野生蕲艾叶桉油精含量在0.45%~0.73%，赤龙湖蕲艾叶桉油精含量最高。雷琼等（2020）以陕北吴堡和铜川两地产艾叶材料，以蕲春、安国、南阳等艾叶为对照，对5个省份不同产地2019年端午前后采集的8个艾叶样品中挥发油含量进行了测定和比较，发现8个不同产地艾叶中挥发油含量存在差异，其中蕲春产艾叶挥发油提取率最高。

庾韦花（2020）等人采用水蒸气蒸馏法从广西南宁、永福和恭城 3 个产地的艾草新鲜植株中提取挥发油，采用 GC/MS 和气相色谱仪峰面积归一化法对挥发性油的成分进行鉴定和定量分析，共鉴定到 41 个化合物，其中共有的成分有 33 个。定量分析发现不同产地的艾草挥发油含量差异较大，色状也不一样。南宁的艾油中单萜占 64.887%，倍半萜占 20.201%；永福的艾油中单萜占 81.183%，倍半萜占 10.549%；恭城的艾油中单萜占 89.242%，倍半萜占 4.116%。同时 3 个产地中的樟脑、1,8-桉叶素、龙脑、崁烯、石竹烯、4-松油醇、α-松油醇等主要活性成分在不同地区含量差异较大。

通过不同的研究团队分析不同产地的艾叶挥发油成分（陈小露和梅金喜，2013；戴卫波等，2015）（部分数据见表 4-2）发现，产地影响艾叶挥发油的成分和含量。因此，不同产地艾叶入药质量不宜用单一成分含量指标评价，且艾叶的药用量应该根据产地不同选择最佳药材。

表 4-2　不同产地艾叶挥发油成分对比

产地	提取方法	挥发油得率/%	含量最高成分及相对百分含量/%
陕西杨凌	固相微萃取法	—	桉树油（49.09）
山西交城	水蒸气蒸馏法	1.25	桉树油（14.87）
山东济南	水蒸气蒸馏法	0.650	桉树脑（19.770）
甘肃河西走廊	水蒸气蒸馏法	0.750	7-乙基-1,4-二甲基-甘菊环烯（17.34）
甘肃兰州	水蒸气蒸馏法	0.65	桉树油（12.58）
辽宁大连	水蒸气蒸馏法	0.560	1,8-桉叶素（19.670）
上海	水蒸气蒸馏法	0.330	1,8-桉叶素（26.120）
辽宁沈阳	水蒸气蒸馏法	0.290	1,8-桉叶素（15.530）
首尔（韩国）	水蒸气蒸馏法	0.400	甘菊环（23.950）
广西桂平	水蒸气蒸馏法	—	β-石竹烯（18.21）
广东南雄	水蒸气蒸馏法	0.20	桉树油（33.72）
湖南	水蒸气蒸馏法	—	桉树脑（17.53）
湖南宁乡	水蒸气蒸馏法	0.85	侧柏酮（36.41）
湖南株洲	水蒸气蒸馏法	1.050	邻苯二甲酸酐-1,3-异丙呋喃二酮（42.10）

（续表）

产地	提取方法	挥发油得率/%	含量最高成分及相对百分含量/%
湖北蕲春	水蒸气蒸馏法	1.230	1,8-桉叶素（25.625）
湖北蕲春张榜基地	—	0.80	桉树油（20.53）
湖北蕲春竹林湖		0.75	桉树油（21.39）
贵州	水蒸气蒸馏法	0.200	表蓝桉醇（8.79）
安徽霍山	水蒸气蒸馏法	0.296	3-侧柏酮（15.05）
安徽六安市	水蒸气蒸馏法	0.8	桉树油（18.44）
江西樟树	水蒸气蒸馏法	0.479	1,8-桉叶精油（22.92）
山东	水蒸气蒸馏法	0.394	1,8-桉叶精油（11.59）
河北安国	水蒸气蒸馏法	0.675	1,8-桉叶精油（26.09）
河北安国明管店	水蒸气蒸馏法	0.9	樟脑（15.32）

2. 采收期不同影响艾叶挥发油含量和成分

许俊洁（2015）通过提取不同采收期蕲艾精油，发现 6 月蕲艾精油含量最高，表明 6 月为蕲艾的最佳采收期。张元等采用水蒸气蒸馏法提取端午节前后湖北蕲春种植的艾叶样本中的挥发油并检测相对含量。发现艾叶中挥发油含量在端午节前不断增加，到 5 月 20 日左右达到最高点，然后逐渐降低，化合物的种类主要为单萜类、倍半萜及其含氧衍生物及酮、醛、烷、醇及苯系化合物等。其检出和鉴定的化学成分随采集时间的推移逐渐增多，表明艾叶中挥发油的含量及其主要成分表现出一定的时间差异性。

常雅晴（2020）在 4—9 月（包括端午节前后在内）采收生长在河北安国栽培的祁艾，测定其挥发油的含量，发现在端午节前后总挥发油的含量最高，并且共鉴定出 30 种挥发性成分，而不同采收期祁艾中挥发性成分相对含量存在明显差异，α-松油烯、γ-松油烯、D-樟脑、香芹醇、α-古巴烯、异丁酸异龙脑酯、α-葎草烯和氧化石竹烯的差异较大。所鉴定的差异化合物中 α-松油烯、γ-松油烯、α-古巴烯和氧化石竹烯的相对含量变化趋势与祁艾总挥发油含量变化趋势基本一致，均为第三个采收时期，即端午节前后达到峰值，而 D-樟脑、香芹醇、异丁酸异龙脑酯和 α-葎草烯相对含量则在第四个采收时期达到峰值。

庾韦花（2020）采用水蒸气蒸馏法从幼苗期、营养期以及开花期的蕲艾中提取挥发油成分，总共从不同生长时期的蕲艾中检测到30种萜类物质。其中单萜氧化衍生物为主要的香味物质（14种），其次是单萜烯（10种）、倍半萜烯及氧化衍生物（6种）。挥发油均含有樟脑、1,8-桉叶素、龙脑、崁烯、石竹烯、4-松油醇、α-松油醇等主要成分且无显著性差别。

高丽等（2020）采用水蒸气蒸馏法、固相萃取提取来自湖北蕲春5月、6月、7月和10月的艾叶挥发性成分，结合 GC/MS 分析艾叶中挥发性成分内的化学组成。在挥发性成分中共分离得到38种成分，其中侧柏酮、石竹烯、桉油精和β-荜澄茄烯4种物质占总挥发性成分的78%。同时发现在4个生长周期中，虽然9月和10月的挥发性物质种类相对5月和6月更多，但是挥发油百分含量由高到低为6月＞9月＞5月＞10月。

以上对不同采收艾叶期挥发油成分的研究发现，在端午节前后挥发油的成分含量较高，一方面研究印证民间端午插艾驱蚊杀虫的习俗是科学的，另一方面提示我们需根据不同的目的在不同的时期采收艾叶，以获得不同的化学物质，从而加以高效利用。

3. 栽培方式影响蕲艾叶片中挥发油含量和成分

陈昌婕（2020）研究艾草种植时间、不同垄作模式对蕲艾叶中总挥发油的影响。研究发现蕲艾叶片中总挥发油含量随种植期的后移呈逐渐下降的趋势，虽然年前秋季种植的蕲艾总挥发油含量下降差异不明显，但是年后春季种植蕲艾叶片总挥发油下降幅度差异越来越显著。年后春季2月15日和3月1日种植的蕲艾叶片总挥发油含量较年前11月15日种植的艾叶分别降低了30.0%和45.0%。但是，艾叶中不同挥发油成分的变化差异较大。其中桉油精、樟脑、龙脑的含量呈逐步降低趋势，年后2月15日和3月1日种植比年前11月15日种植的艾叶中的桉油精、樟脑、龙脑分别下降4.5%~91.9%、23.1%~61.5%和6.0%~96.1%。与桉油精、樟脑、龙脑含量呈逐步降低的趋势相反，蕲艾叶片挥发油中α-侧柏酮含量随种植期后移呈逐步升高趋势，同11月5日种植时期相比增加幅度为8.7%~127.8%。而乙酸龙脑酯含量随种植时期后移呈先降低后增加的趋势。研究垄作模式发现，随着垄幅宽度降低，蕲艾叶片挥发油中桉油精、樟脑组分占总量百分比呈降低趋势，而

α-侧柏酮、龙脑、乙酸龙脑酯组分占总量百分比呈增加的趋势，垄向则对蕲艾叶片挥发油组分含量和比例的影响较小。当秋冬季种植和采用 80cm 垄宽的垄作方式时，蕲艾叶片中总挥发油、桉油精、樟脑和龙脑含量较高。

马琳（2020）研究栽培密度对蕲艾挥发油含量的影响发现，随着种植密度的增加，蕲艾叶片中的桉油精、樟脑和 α-侧柏酮含量逐渐降低，而龙脑和乙酸龙脑酯含量先增加后大幅度降低。

4. 储存时间影响艾叶挥发油含量和成分

蒋志惠（2021）采用水蒸气蒸馏法提取了储存 0 年、1 年、2 年的北艾和蕲艾精油，发现随着储存时间的增加，艾叶精油的提取率下降，但蕲艾的精油平均提取率高于北艾。艾叶精油的颜色随着储存年份的增加而不同，北艾精油分别为绿色、黄绿色、浅黄色，蕲艾精油分别为浅绿色、蓝绿色、蓝色，且随着存储年份的增加，小分子的挥发性物质相对含量降低，大分子的挥发性物质相对含量增加。萜类占比随着储存年份的增加而降低，酯类变化占比无规律。成分鉴定表明，3 个存储年份北艾精油之间有 16 种相同成分，其中主要成分桉油精和龙脑含量随储存年份的增加而减少。储存 2 年的艾叶精油独有植醇正十四碳烷，且含量较高（19.99%）。3 个存储年份蕲艾精油之间有 20 种相同成分，其中侧柏酮和醋酸冰片酯的含量随着储存年份的增加而降低。

5. 种质资源和艾草组织部位影响艾叶挥发油含量及成分

黎文炎等（2017）以产于湖北恩施的蕲艾为野艾，湖北恩施进行引种栽培后人工繁殖的蕲艾为家艾，采用水蒸气蒸馏法提取野艾与家艾叶中的挥发油，用 GC/MS 对其挥发性成分进行分析，并分别比较家艾和野艾茎叶中挥发油的化学成分的种类和含量差异。家艾和野艾叶中萜类化合物含量约为 74.336% 和 73.186%，进一步发现家艾和野艾茎叶的挥发性物质主要是植酮、金合欢烯、蒎烯、桉叶油醇、樟脑、石竹烯和香叶烯。家艾和野艾不同部位挥发油种类也不同，如松油烯、松油醇在家艾和野艾的叶中均含有，但是茎中无；而佛术烯和泪柏醚等只在两者的茎中含有，叶中无。

曹利等（2017）采用顶空固相微萃取法结合 GC/MS 联用分析技术对七尖蕲艾、五尖蕲艾和金艾的叶、籽、茎进行挥发性成分测定与鉴别。结果发现，不同栽培品种蕲艾的叶、籽、茎中均检测出质量分数较高的桉油精、樟脑、侧柏酮、α-蒎烯、1-石竹烯和氧化石竹烯等。其中冰片、3-蒈烯、诺哌酮、丁子香酸、3-烯丙基愈创木酚、β-波旁烯、香芹蒎酮、蘑菇醇、优葛缕酮、2-亚甲基蒎烷及β-榄香烯11种化合物为蕲艾叶中所特有的成分。而樟脑和氧化石竹烯在蕲艾籽和茎中含量较高。七尖蕲艾的叶部为上述3种栽培品种蕲艾的最佳药用部位，其籽次之。

马琳（2020）则检测了叶龄与挥发油含量之间的关系，发现随着叶龄增加，艾叶的总挥发油含量下降。并且叶片中主要挥发性成分桉油精、龙脑、樟脑、α-侧柏酮和乙酸龙脑酯的含量均是随着叶位的降低和叶龄的增加而减少。

艾叶挥发油的种类和含量会受产地、采收期、生长环境、气候、提取工艺以及炮制方法等因素的影响。因此，在利用艾叶时需要根据使用目的在不同的采收期采收、加工，加强栽培管理，优化提取工艺等，以达到最佳利用效果。

第二节　黄酮类物质

最近的研究发现，艾叶中除了含有丰富的挥发油以外，还含有丰富的多酚类物质。多酚类物质是植物中最常见的活性物质，可分为黄酮类、简单酚类、酚酸类及花色苷类等。其中，黄酮类化合物是泛指具有两个苯环结构通过三碳链相互连接而成（以 C_6-C_3-C_6 为基本结构骨架）的化合物，是在植物中分布最广的一类次生代谢物质，广泛存在于几乎每种植物体中。黄酮类化合物结构亚型多种多样，生物活性也具有多样性。因为其具有抗菌、消炎、抗突变、降压、解热清毒等作用，在抗癌防癌、糖尿病防治、抗氧化等方面具有良好的应用前景。从艾叶中提取黄酮化合物，制成各类制剂，有望治疗多种疾病，尤其是对于人类的衰老退化、老年痴呆等疾病的预防和治疗的意义重大。因此，艾叶黄酮类化合物成为国内外天然药物开发利用研究的热点，具有广阔的应用开发前景。

一、提取方法

黄酮类化合物作为一种广泛存在于艾草中的天然产物，因其结构状态存在不同，其溶解性差异很大。如黄酮苷元难溶或不溶于水，易溶于甲醇、乙酸乙酯、氯仿等有机溶剂；黄酮苷类则易溶于水、甲醇等强极性溶剂，难溶或不溶于苯、氯仿等有机溶剂。因此在提取时必须根据目标成分的性质及杂质的类别来选择合适溶剂。在提取方法上常用有机溶剂提取法、碱性水或碱性烯醇提取法、超临界 CO_2 流体萃取法，此外，超声提取、微波提取、酶提取、双水相萃取等技术也可用来提取。

1. 有机溶剂萃取法

有机溶剂萃取法是目前提取黄酮比较成熟的工艺，研究中常采用甲醇和乙醇来提取艾叶总黄酮。吴娜等（2008）采用73%乙醇加热回流，大孔树脂分离，正丁醇萃取提取黄酮，获得的黄酮经 $NaNO_2$-$Al(NO_3)_3$ 法测定，含量大于70%。进一步对艾蒿黄酮的提取工艺进行优化，获得最佳工艺为72℃，萃取时间为149min，乙醇浓度为56%，料液比为1∶20。提取2次，采用 AB-8 型大孔树脂对艾蒿醇提物中黄酮进行纯化，产物纯度为69.37%，黄酮得率为4.78%。

唐生安等（2011）对艾叶化学成分通过95%的乙醇提取，有机溶剂萃取，对乙酸乙酯层的萃取物通过硅胶柱层析、凝胶柱层析 Sephadex LH-20，凝胶渗透柱色谱 Toyopeal HW-40，制备薄层色谱以及制备高效液相色谱分离纯化，得到6种物质，经鉴定含有黄酮类物质5,7,3′-三羟基-3,6,4′-三甲氧基黄酮醇（矢车菊黄素）、5,3′-二羟基-3,6,7,4′-四甲氧基黄酮醇（紫花牡荆素）、5,7-二羟基-6,3′,4′-三甲氧基黄酮（异泽兰黄素）、5,7,4′-三羟基-6,3′-二甲氧基黄酮（棕矢车菊素）。

2. 索氏提取法

卫星星等（2016）对艾叶总黄酮采用索氏提取工艺进行考察，发现艾叶中总黄酮的最佳提取条件：乙醇浓度为70%，料液比为1∶35，浸提温度为80℃，浸提时间为3h。在此条件下，艾叶总黄酮得率为3.85%。

3. 超声提取法

超声波辅助能明显提高艾叶黄酮的得率。周燕芳等（2006）对超声法提取艾叶黄酮进行研究，以乙醇为溶剂，发现乙醇浓度、溶剂用量、超声波处理时间和温度均能影响黄酮提取效率，影响黄酮得率的主要因素为乙醇浓度和温度，溶剂用量和超声波作用对黄酮的提取效率没有明显的影响。提取黄酮的最佳条件：乙醇浓度为60%，料液比为1∶30，超声强化处理30min后在80℃恒温1h。在此条件下，黄酮得率为5.068%。

闫克玉等（2007）也以乙醇为溶剂，结合超声波处理提取艾叶黄酮类物质。他们发现，乙醇浓度、料液比和超声时间均能影响艾叶黄酮的提取效率，主要因素是乙醇浓度，其次为料液比，这与周燕芳等（2006）的研究结果一致。在他们的实验中，发现用70mL 60%的乙醇浸泡艾叶粉末24h，功率为200W的超声辅助提取效果最好，黄酮得率为13.42%。

罗兴武等（2011）利用超声波辅助提取艾蒿叶中黄酮，发现最佳提取工艺条件：乙醇浓度为60%，料液比为1∶40（g/mL），提取时间60min。在此条件下，艾蒿叶总黄酮提取得率为9.71%。

4. 微波法以及微波-超声结合辅助

黄艳玲等（2019a）研究了微波法以及微波-超声结合辅助提取艾叶总黄酮的工艺条件。发现微波提取的条件：乙醇浓度为50%、料液比为1∶20、提取温度为60℃、微波功率为300W，微波提取时间为5min。在此条件下，黄酮得率为3.684%。而采用微波-超声辅助提取艾叶中的总黄酮发现，影响黄酮得率的因素中，微波功率＞乙醇浓度＞超声时间。在乙醇浓度为60%、微波功率为338W、超声时间为16min的条件下，总黄酮的提取率为18.982%。

5. 异丙醇胺有机酸离子液体法

张嘉恒等（2020）探索利用异丙醇胺有机酸离子液体法提取艾草黄酮，先向一定量水中加入异丙醇胺混合均匀，然后在一定条件下将有机酸缓慢加入前述溶液中使之充分溶解，得到离子液体提取剂。将经过处理的艾叶按一定比例浸润到所得离子液体中，经过超声辅助提取、固液分离后得到提取液。提取液经过二次萃取、柱层析、重结晶等步骤后得到艾草黄酮。该方法操作简单，易于工业生产。所用离子液体安全无毒，可直接作为医药、日化等原料使用，或是经过循环使用后采用树脂再生，解决了传统艾草提取方法排放污染和毒性残留的问题，为艾草黄酮提取方法开辟了新的途径。

二、成分分析

天然的黄酮类物质多是其基本结构的衍生物。黄酮类化合物主要包括黄酮（flavone）、黄酮醇（flavonol）、异黄酮（isoflavone）、黄烷酮（flavanone）等（赵菲，2010），如图4-1所示。

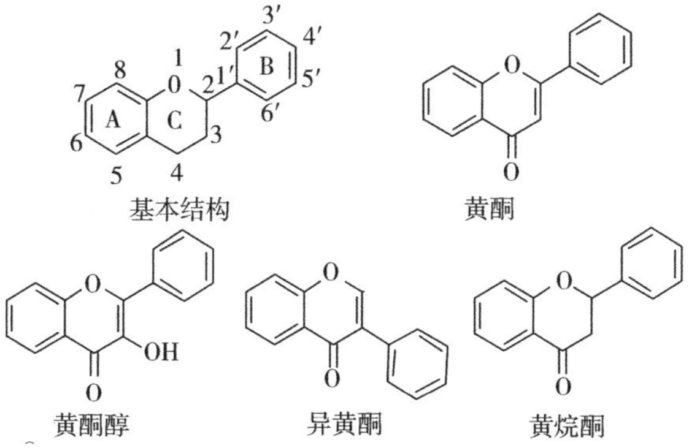

图4-1　黄酮类化合物结构

（资料来源：赵菲，2010）

随着现代分离分析技术以及鉴定技术的提高，尤其最近代谢组学的飞速发展，艾叶中被鉴定到的黄酮类成分越来越多，包括异泽兰黄素、槲皮素、紫花牡荆素、圣草酚、柚皮素和6-甲氧基苜蓿素等在内的黄酮、黄酮醇、黄酮碳糖苷和异黄酮等，在药用、保健品领域以及美容领域具有较广阔的应用前景。目前艾叶中被鉴定到的黄酮类成分见表4-3。

表4-3　艾草中存在的部分黄酮类物质

中文名称	英文名称	分子式	分子量
艾黄素	artemisetin	$C_{20}H_{20}O_8$	388.37
半齿泽兰素	eupatorin	$C_{18}H_{16}O_7$	344.32
大黄素	emodin	$C_{15}H_{10}O_5$	270.24
高车前素	hispidulin	$C_{16}H_{12}O_6$	300.26

（续表）

中文名称	英文名称	分子式	分子量
槲皮素	quercetin	$C_{15}H_{10}O_7$	302.24
花青素	cyanidin chloride	$C_{15}H_{11}ClO_6$	322.70
黄芩苷	baicalin	$C_{21}H_{18}O_{11}$	446.36
金合欢素	acacetin	$C_{16}H_{12}O_5$	284.26
蔓荆子黄素	casticin	$C_{19}H_{18}O_8$	374.34
蒙花苷	linarin	$C_{28}H_{32}O_{14}$	592.55
木樨草素	luteolin	$C_{15}H_{10}O_6$	286.24
苜蓿素	tricin	$C_{17}H_{14}O_7$	330.29
芹菜素	apigenin	$C_{15}H_{10}O_5$	270.24
芹菜素-O-芸香苷	apigenin-O-neohesperidoside	$C_{27}H_{30}O1_4$	578.52
山柰酚	kaempferol	$C_{15}H_{10}O_6$	286.24
山柰酚-3-O-葡萄糖醛酸苷	kaempferol-3-O-glucuronide	$C_{21}H_{18}O_{12}$	462.367
山柰酚-3-O-β-D-葡萄糖苷	kaempferol-3-O-β-D-glucoside	$C_{21}H_{20}O_{11}$	448.383
圣草酚	eriodictyol	$C_{15}H_{12}O_6$	288.25
矢车菊黄素	centaureidin	$C_{18}H_{16}O_8$	360.31
鼠李素	rhamnetin	$C_{16}H_{12}O_7$	316.26
香叶木素	diosmetin	$C_{16}H_{12}O_6$	300.26
野漆树苷	rhoifolin	$C_{25}H_{28}O_{13}$	578.52
异鼠李素	isorhamnetin	$C_{16}H_{12}O_7$	316.26
异夏佛塔苷	isoschaftoside	$C_{26}H_{28}O_{14}$	564.49
异泽兰黄素	eupatilin	$C_{18}H_{16}O_7$	344.32
异泽兰黄素 7-O-β-D-葡萄糖苷	eupatilin-7-O-β-D-glucoside	$C_{24}H_{26}O_{12}$	506.46
茵陈色原酮	capillarisin	$C_{16}H_{12}O_7$	316.26
泽兰黄酮	nepetin	$C_{17}H_{14}O_7$	330.29
紫云英苷	astragalin	$C_{21}H_{20}O_{11}$	448.38
棕矢车菊素	jaceosidin	$C_{17}H_{14}O_7$	330.29

（续表）

中文名称	英文名称	分子式	分子量
棕矢车菊素-7-β-葡萄糖苷	jaceosidin-7-β-glucoside	$C_{23}H_{24}O_{12}$	492.43
3′,4′,7-三羟基黄酮	3′,4′,7-trihydroxylflavone	$C_{15}H_{10}O_5$	270.24
柚皮素	naringenin	$C_{15}H_{12}O_5$	272.25
紫花牡荆素	casticine	$C_{19}H_{18}O_8$	374.34

三、黄酮类物质含量的影响因素

1. 产地对黄酮类物质的影响

江丹等（2009）采用超声波乙醇浸提法从艾叶中提取黄酮类物质，利用分光光度法测定来自湖北蕲春、安徽霍山、山东鄄城、江西樟树、河北安国的总黄酮含量，结果发现湖北蕲春中的黄酮含量最高，为 3.9%。其他依次为安徽霍山 3.609%、山东鄄城 3.419%、江西樟树 2.045%、河北安国 1.054%。

胡吉清等（2019）采用紫外-可见分光光度法，以芹菜素为对照品，比较来自中国 12 个省份 28 个产地（或地点）和韩国 2 个产地的艾叶总黄酮含量，发现不同地区来源的艾叶总黄酮含量差异显著，波动范围为 1.29%~6.9%。蕲春竹林湖"香艾"（6.90%）＞蕲春竹林湖"白艾"（6.72%）＞蕲春鸱鹰岩（6.23%）＞蕲春独山村（5.99%）＞湖北麻城（5.43%）＞江苏南京（5.24%）＞湖北英山＞（4.72%）湖北红安（4.48%）＞四川成都 4.25%＞浙江富阳（4.07%）＞湖北蔡甸（3.88%）＞蕲春三江村（3.86%）＞韩国首尔 2 个产地（3.53%）＞湖北浠水（3.49%）＞湖北宜城（3.12%）＞蕲春竹林湖"五尖"（2.97%）＞重庆（2.85%）＞湖北罗田（2.71%）＞广西南宁（2.64%）＞陕西西安（2.60%）＞河北定州（2.39%）＞浙江丽水（2.16%）＞韩国首尔 1 个产地（2.01%）＞贵州安顺（1.92%）＞蕲春江满春基地（1.81%）＞蕲春张榜（1.52%）＞湖南绥宁（1.33%）＞蕲春宋勇基地（1.32%）＞福建南平（1.29%）。龚敏等（2019）利用 HPLC 法对不同产地艾叶（湖北蕲春、河南汤阴、浙江天台、四川资阳、河北安国、安徽霍山、江西樟树、江苏南通和云南楚雄）中总黄酮、山奈酚、棕矢车菊素、异泽兰黄素的含量进行测定。发现不同产地的艾叶总黄酮含量由高到低为湖北蕲春＞江苏南通＞河北安国＞四川资阳＞河南汤阴＞江西樟树＞浙江天台＞云南楚雄＞安徽霍山。进一步分析成分发现，黄酮成分与总黄酮含量变化趋势不一致，异泽兰黄素在云南楚雄和湖北蕲春艾叶中的含量较高，棕矢车菊素在湖北蕲春的艾叶中含量较高，而山奈酚在湖北蕲春和安徽霍山艾叶中的含量较高。

雷琼等（2020）对湖北蕲春、河北安国、河南南阳、陕西吴堡、陕西铜川、陕西西安、浙江杭州的艾叶样品中的总黄酮含量进行了提取比较。在提取温度为80℃、甲醇浓度为50%、回流时间为55min、料液比为1∶65的条件下提取到8个艾叶样品总黄酮得率大小依次为：陕西吴堡本地艾（8.33%）＞陕西吴堡移栽北艾（6.42%）＞湖北蕲春蕲艾（6.39%）＞浙江杭州艾（5.87%）＞河北安国祁艾（5.61%）＞河南南阳宛艾（5.50%）＞陕西西安艾（4.83%）＞陕西铜川艾（4.74%）。

从以上的研究来看，不同地区的艾叶中不但总黄酮含量存在差异，黄酮类成分的含量差异也较大。

2. 种质资源对黄酮类物质的影响

张真等（2020）将来源于甘肃陇原、河南南阳市和湖北蕲春县的艾草种质引种到甘肃，于甘肃百草中药材种植有限公司黄蒿湾万亩陇原艾产业园种植，利用正丁醇和乙酸乙酯萃取艾叶总黄酮，发现其在陇艾中含量最高，分别是南阳艾和蕲艾的1.5倍和1.2倍。而陈昌婕等（2021）发现，即使同来源于湖北蕲春的蕲艾，不同种质的黄酮类成分山奈酚、棕矢车菊素、异泽兰黄素也存在较大的差异，洪咀七尖艾的含量最高。不同种质来源的艾叶中黄酮类含量和成分均存在差异。

3. 生长时期对黄酮物质的影响

曾心怡等（2020）以芦丁为对照，用60%的乙醇结合超声提取在2015年5月、6月、9月和10月采收的湖北蕲春艾叶中的总黄酮，比较不同生长时期的艾叶中的总黄酮含量。研究发现，在5月、6月和9月采收的艾叶中的总黄酮含量无明显差异，10月的总黄酮含量比9月末前下降了约80%。可能因为10月艾草植株老化，次生代谢物质合成速率减慢，导致黄酮类物质含量急剧下降。薛紫鲸等（2019）以2018年种植于河北中医学院祁州校区的6个采收期（4月19日、5月18日、6月18日、7月24日、9月6日和10月15日）的祁艾艾叶为材料，用60%的甲醇提取艾叶总黄酮，比较棕矢车菊素和异泽兰黄素在不同时期的差异。他们发现异泽兰黄素在6月18日、7月24日和9月6日的艾叶中含量较高，而棕矢车菊素在6月18日的艾叶中较高。以上的两个研究结果表明，两个种质来源的艾叶黄酮类物质在6月不仅总黄酮含量较高，其艾叶内主要成分异泽兰黄素和棕矢车菊素也较高。

4. 栽培模式对黄酮类物质的影响

陈昌婕等（2020）研究了蕲艾的不同种植时期对黄酮类物质的影响。他们分别在当年11月15日、12月1日、12月15日和翌年的1月1日、1月15日、2月1日、2月15日、3月1日种植蕲艾。在翌年的6月取样，以芹菜素为对照品，利用分光光度计法测定黄酮类物质的含量，高效液相色谱法测定山奈酚、棕矢车菊素、异泽兰黄素的含量。结果发现，蕲艾叶片中总黄酮的含量随着种植时期后移，呈现逐步下降趋势，而且其内的山奈酚、棕矢车菊素和异泽兰黄素的含量也逐渐降低。与最早种植的一批，也就是当年11月15日种植的蕲艾相比，山奈酚、棕矢车菊素、异泽兰黄素含量下降幅度分别为7.7%~31.8%、7%~41.0%和4%~17.8%。陈昌婕等（2020）还研究了垄作方式对蕲艾中黄酮类含量和成分的影响，发现虽然南北垄向蕲艾的总黄酮含量略高于东西垄向，但是差异不明显，表明垄向对蕲艾总黄酮的含量影响不大。但是随着垄宽的减小，蕲艾中的总黄酮含量增加，并且垄宽幅度影响蕲艾中山奈酚、棕矢车菊素、异泽兰黄素的含量，垄宽最窄的蕲艾中的山奈酚、棕矢车菊素、异泽兰黄素的含量分别比低植处理高40.0%、24.1%和10.4%。

马琳等（2020）对于湖北中医药大学药用植物园的不同种植密度的蕲艾和叶位与叶龄对蕲艾叶片黄酮产量和品质影响进行了研究。种植密度分别为：56 000株/亩、37 000株/亩、28 000株/亩、18 000株/亩和12 000株/亩。结果发现：随着种植密度增加，蕲艾叶片中棕矢车菊素含量逐步降低，与12 000株/亩的种植密度相比，56 000株/亩的种植密度下，棕矢车菊素的含量降低7.27%；而异泽兰黄素含量，在28 000株/亩的种植密度下最高，比56 000株/亩和12 000株/亩种植密度下的含量分别高 5.73%和 6.95%；山奈酚的含量在不同种植密度下的差异不大。叶龄为 10 天、20 天、30 天、40 天、50 天和 50 天以上的艾叶中，山奈酚、棕矢车菊素和异泽兰黄素的含量表现为随着叶龄增加而降低。叶位越低，山奈酚、棕矢车菊素和异泽兰黄素的含量也越少。

蒲锐等（2019）在检测蕲艾叶总黄酮含量与土壤水分、pH、日照长短及施化肥与否的相关性时发现，施用化肥（N、P、K）后，总黄酮平均含量比未施肥的蕲艾降低 28.5%。日照时数较短的蕲艾叶总黄酮较日照时数较长的蕲艾叶降低 23.5%。而土壤水分较少的蕲艾叶含量比土壤水分充足的降低 21.4%。总黄酮含量在土壤酸性范围内随 pH 的升高而升高。

5. 储存时间对黄酮类物质的影响

龚敏等（2019）测定不同储存年份陈艾中的总黄酮含量，发现总黄酮含量随储存年份的增加逐年上升，在第三年达到峰值，后急剧下降。

第三节 苯丙素类

苯丙素是天然存在的一类苯环与 3 个直链碳连接（C6-C3 基团）构成的化合物。一般具有苯酚结构。包括简单苯丙素、香豆素和木脂素类。其中，简单苯丙素类包括苯丙烯、苯丙醇和苯丙酸。

一、苯丙素类成分

兰晓燕等（2020）总结了艾叶中发现的 28 种苯丙素类化合物，包括 13 个苯丙酸类、5 个苯丙酸酯类、8 个香豆素类、2 个木脂素类，如表 4-4 所示。

表 4-4 艾叶中的苯丙素类化合物

化合物名称	英文名称	分子式	分类
咖啡酸	caffeic acid	$C_9H_8O_4$	苯丙酸类
反-邻香豆酸	(E)-O-coumaric acid	$C_9H_8O_3$	苯丙酸类
阿魏酸	trans-ferulic acid	$C_{10}H_{10}O_4$	苯丙酸类
绿原酸	3-caffeoylquinic acid	$C_{16}H_{18}O_9$	苯丙酸类

（续表）

化合物名称	英文名称	分子式	分类
隐绿原酸	4-caffeoylquinic acid	$C_{16}H_{18}O_9$	苯丙酸类
新绿原酸	5-caffeoylquinic acid	$C_{16}H_{18}O_9$	苯丙酸类
异绿原酸 A	3,5-dicaffeoylquinic acid	$C_{25}H_{24}O_{12}$	苯丙酸类
异绿原酸 B	3,4-dicaffeoylquinic acid	$C_{25}H_{24}O_{12}$	苯丙酸类
异绿原酸 C	4,5-dicaffeoylquinic acid	$C_{25}H_{24}O_{12}$	苯丙酸类
/	3,4,5-tricaffeoylquinic acid	$C_{34}H_{30}O_{15}$	苯丙酸类
/	3-caffeoyl-4-feruoyl-quinic acid	$C_{26}H_{26}O_{12}$	苯丙酸类
/	5-feruoylquinic acid	$C_{17}H_{20}O_9$	苯丙酸类
/	3-caffeoyl-5-feruoyl-quinic acid	$C_{26}H_{26}O_{12}$	苯丙酸类
/	methyl-3-(2-hydroxyphenyl)acrylate	$C_{10}H_{10}O_3$	苯丙酸酯类
咖啡酸甲酯	methyl caffeate	$C_{10}H_{10}O_4$	苯丙酸酯类
咖啡酸十八烷酯	octadecyl caffeate	$C_{27}H_{44}O_4$	苯丙酸酯类
咖啡酸二十二酯	docosyl caffeate	$C_{31}H_{52}O_4$	苯丙酸酯类
/	heptatriacontanyl caffeate	$C_{46}H_{82}O_4$	苯丙酸酯类
东莨菪内酯	scopoletin	$C_{10}H_8O_4$	香豆素类
伞形花内酯	umbelliferon	$C_9H_6O_3$	香豆素类
瑞香素	daphnetin	$C_9H_6O_4$	香豆素类
异东莨菪素	isoscopoletin	$C_{10}H_8O_4$	香豆素类
异嗪皮啶	isofraxidin	$C_{11}H_{10}O_5$	香豆素类
秦皮苷	fraxin	$C_{16}H_{18}O_{10}$	香豆素类
七叶内酯	esculetin	$C_9H_6O_4$	香豆素类
7-甲氧基香豆素	herniarin	$C_{10}H_8O_3$	香豆素类
厚朴酚	honokiol	$C_{18}H_{18}O_2$	木脂素类
开环异落叶松树脂酚	secoisolariciresinol	$C_{20}H_{26}O_6$	木脂素类

注：/表示该化合物无中文名称。

资料来源：兰晓燕，2020。

二、绿原酸提取方法

目前在艾草中研究得比较多的苯丙素类物质为绿原酸类，包括新绿原酸、绿原酸、隐绿原酸、异绿原酸A、异绿原酸B、异绿原酸C。以乙醇为溶剂，李超等（2019）采用响应面法优化了艾叶绿原酸提取工艺，发现艾叶绿原酸最佳提取工艺：乙醇体积分数为37%、提取时间为60min、料液比为1∶15（g/mL）。

三、绿原酸含量影响因素

产地和储存时间影响绿原酸含量。采用以上工艺，李超等（2019）进一步分析了河南汤阴、河北保定、河南南阳、浙江宁波、湖北蕲春5个不同产地及2013—2017年河南汤阴艾叶中绿原酸含量的差异，发现不同产地艾叶中绿原酸含量差异较大，河北保定的艾叶绿原酸含量相对最高，平均含量达到10.65%，稍高于湖北蕲春（10.52%），显著高于河南南阳（8.32%）、河南汤阴（10.22%）、浙江宁波（8.69%）等产区的艾叶（$P < 0.05$）。进一步以河南汤阴艾叶研究储存时间对绿原酸含量的影响发现，随储藏年份的延长，艾叶中绿原酸含量整体呈下降趋势。2017年的河南汤阴艾叶绿原酸含量相对最高，平均含量为10.22%，显著高于2016年（8.37%）、2015年（8.00%）、2014年（7.19%）和2013年（6.97%）。

生长时期也影响绿原酸的含量。曾心怡等（2020）分析和比较不同生长期蕲春艾叶绿原酸含量，HPLC分析结果表明，绿原酸的含量由高到低依次为6月、9月、5月、10月。6月绿原酸含量较高（达0.122%），10月绿原酸含量较低（0.026%）。

种质资源影响绿原酸含量。陈昌婕等（2021）对100份艾草种植资源的14个品质形状进行综合评价，分析不同种质艾叶的质量差异并筛选出特异种质。发现艾草种质资源具有丰富的遗传多样性，14个品质性状的变异系数范围为25.67%~127.34%，其中绿原酸、隐绿原酸、异绿原酸B、异绿原酸A的变异系数超过70%，变异较大。

第四节 其他化学物质

除了作为主要活性物质的挥发油、黄酮类、苯丙素类等已被较多研究之外，艾草中还有一些物质成分，如多糖、鞣质类物质、矿物质、脂肪、蛋白质及膳食纤维等多种营养和功效物质也已被研究，本节将对这些物质提取、化学成分及产量的影响因素进行阐述。

一、多糖

多糖是由 10 个以上的一种或多种单糖，并由一个糖的还原性端基 C1 位于另一糖 C2、C3、C4 或 C6 位的羟基彼此脱水缩合连接而成的大分子化合物，构造复杂，不再具有原来单糖的性质，而成为无味的碳水化合物。

1. 提取方法

多糖提取第一步一般为先脱脂，除去脂溶性物质，再进行提取，提取方法见表 4-5。

表 4-5 艾叶多糖的提取方法

提取方法	得率/%	参考文献
超声法	11.94	李宏睿等，2012
80℃水提，醇沉	2.56	谭冰等，2012
水蒸气蒸馏	2.716	吴桂花等，2011
水浸提超声法	6.43	刘志成，2009
超声-酶解法	0.790	熊曼萍，2012

（1）热水提取法

比较简单的提取方法就是采用热水（90~100℃）提取 4~6h，重复 2~3 次后，提取液经过醇沉，可去除一般小分子或水溶性杂质，获得中性粗多糖。然后残渣用 5% 的氢氧化钠溶液在 4℃ 条件下提取，可获得酸性粗多糖。沈霞等（2010）利用水浸提取法提取艾叶多糖，通过响应面分析法，确定温度、时间、水料比对艾叶多糖提取率均有显著性影响，确定了水浸法提取艾叶多糖最佳工艺条件：浸提温度99℃，浸提时间2.3h，水料比1：20（g/mL）。在此条件下，得到最佳提取率为3.017%。吴桂花等（2011）则探索了水蒸气蒸馏法同步提取艾叶挥发油和多糖的工艺，在浸泡时间3h、提取时间6.9h、水料比为1：18.3（g/mL）的条件下，艾叶挥发油和多糖的提取率分别为0.4299%和2.716%。

（2）微波辅助提取法

微波辅助提取法可增加多糖的得率，并缩短提取时间。赵蔡斌等（2011）使用微波辅助热水浸提法提取艾叶总多糖，经单因素实验得到艾叶多糖的最优提取工艺：料液比为1：20（g/mL），浸提温度为85℃，浸提时间为20min，微波功率为400W。在优化条件下，艾叶多糖的提取率为2.74%。

（3）超声波辅助提取法

超声波辅助提取法虽不能提高多糖的得率，但可显著缩短提取时间。如李宏睿等（2012）通过超声法提取。对不同影响因素（水温、料液比、提取时间、超声波处理时间）进行分析，通过正交实验得到最佳条件：温度为80℃，料液比为1：40（g/mL），提取时间为2.0h，超声波处理时间20min。在此条件下，多糖提取率11.94%。

（4）超声波-酶提取法

生物酶提取法可在较温和的条件下进行提取。熊曼萍等（2012）采用超声波-酶法提取多糖，获得最佳工艺条件：料液比为1：40（g/mL），超声波提取时间为30min，乙醇浓度为80%。在此条件下，得到艾叶多糖提取率为0.79%。

2. 成分及影响因素

艾叶中多糖类主要活性成分为酸性多糖。龚敏等（2019）测定不同年份陈艾中的总多糖含量，发现总多糖含量总体趋势为不断减少，第一年为4.06%，第二年为3.95%，第三年为3.57%，第四年为2.91%，第五年为2.74%。表明前三年下降趋势较为缓和，第四年锐减，存放年份影响艾叶中的总多糖含量。

二、鞣酸

鞣酸类化合物又称为单宁，是分子量为500~3 000的水溶性多酚类化合物。

鞣酸是艾叶中仅次于挥发油的药效成分，生品艾叶的鞣酸含量可高达 6.29%，主要成分为单宁酸或儿茶素。

1. 提取方法

艾叶中鞣酸的提取最常见微超声波法。洪宗国等（2009）为了探索从艾叶中提取鞣酸的有效方法，以丙酮和蒸馏水的混合溶液为溶剂，采用超声波法提取艾叶中鞣酸，通过四因素三水平正交试验探讨超声波提取艾叶中鞣酸的最佳工艺条件，得出艾叶中鞣酸的最佳提取工艺条件：超声温度为 60℃，超声功率为 150W，超声时间为 20min，固液比为 1 : 25（g/mL），丙酮 : 水 = 4 : 6。

2. 产地和栽培方式对鞣酸含量的影响

研究发现，产地影响鞣酸的含量。洪宗国等（2009）采用以上的超声波法提法，比较来自湖北蕲春、江西樟树、安徽霍山、山东鄄城和河北安国艾叶中鞣酸含量，分别为 13.29%、5.83%、2.92%、2.92% 和 8.43%，其中蕲春艾叶中鞣酸的含量最高。

栽培方式也影响鞣酸的含量。蒲锐等发现蕲艾叶品质与土壤水分、pH、日照长短及是否施用化肥有关。施用化肥（含 N、P、K）后所产蕲艾叶的鞣酸的平均含量降低 30.5%。日照时数较短的蕲艾叶的鞣质的平均含量降低 19.1%。土壤水分较少的蕲艾叶的鞣酸平均含量降低 34.6%。蕲艾叶鞣酸的含量在土壤酸性范围内随 pH 的升高而升高。

三、其他营养成分

艾草中含有矿物质、脂肪、蛋白质及膳食纤维等多种功效物质，如艾叶含有多种微量元素，其中含量较高的有钾（K）、钙（Ca）、镁（Mg）、铁（Fe），其次还有锌（Zn）、铝（Al）、镍（Ni）、钴（Co）、铬（Cr）、锶（Sr）、铜（Cu）、锰（Mn）、钠（Na）等微量元素。此外，艾草中还含有 β-谷甾醇、胡萝卜甾醇和豆甾醇等甾体化合物。原子吸收光谱测定发现，其风干的叶中含矿物质 10.13%、蛋白质 25.85%、脂肪 2.59%，每 100g 艾蒿嫩茎叶中维生素含量为胡萝卜素 5.14mg、维生素 B_2 1.07mg、维生素 C 52mg。

王剑等（1998）发现，栽培蕲艾中 Zn、Cu、Fe、Mn、Mg、Cr、Co、Al 等

微量元素含量均比野生蕲艾高。

参考文献

蔡敏，2018. 响应曲面法优化超声波辅助提取艾叶中总黄酮的工艺研究 ［J］. 山西化工，38（6）：7-10，22.

曹利，卢金清，叶欣，2017. HS-SPME-GC-MS 联用分析不同栽培品种与蕲艾不同部位的挥发性成分 ［J］. 中国实验方剂学杂志，23（2）：62-68.

常雅晴，薛紫鲸，杨贵雅，等，2020. 基于 GC-MS 和化学计量学的不同采收期祁艾挥发油成分动态变化研究 ［J］. 中国中药杂志，45（10）：2 417-2 424.

陈昌婕，罗丹丹，苗玉焕，等，2021. 不同艾种质资源叶片品质的分析与评价 ［J/OL］. 中国实验方剂学杂志，https：//doi. org/10. 13422/j. cnki. syfjx.20210511.

陈昌婕，马琳，康利平，等，2020. 不同种植时期和垄作模式对蕲艾生长和品质的影响 ［J］. 中国中药杂志，45（17）：4 041-4 050.

陈小露，梅全喜，2013. 艾叶化学成分研究进展 ［J］. 今日药学，23（12）：848-851.

戴卫波，李拥军，梅全喜，等，2015. 12 个不同产地艾叶挥发油的 GC-MS 分析 ［J］. 中药材，38（12）：2 502-2 506.

丁元刚，马红梅，张伯礼，2012. 樟脑药理毒理研究回顾及安全性研究展望 ［J］. 中国药物警戒，9（1）：38-42.

董元火，曾长立，许国权，等，2020. 不同产地野生蕲艾的桉油精和芦丁含量比较 ［J］. 山东农业科学，52（9）：137-140，146.

高丽，杨光洁，2020. 不同生长期艾叶挥发性成分评价 ［J］. 中国药师，23（8）：1 531-1 534.

耿文慧，陈良华，耿雪梅，等，2020. 抗疫植物艾的本草考证及艾叶化学成分与抗菌抗病毒最新研究 ［J］. 亚热带植物科学，49（3）：225-233.

龚敏，卢金清，2019. 不同年份陈艾的总黄酮、总多糖研究 [J]. 湖北农业科学，58（13）：114-116.

郭承军，2001. 山东艾叶与野艾叶的挥发油比较研究 [J]. 中草药（6）：22-23.

洪宗国，易筱，江丹，等，2009. 不同产地艾叶中鞣酸含量比较 [J]. 中南民族大学学报（自然科学版），28（3）：63-65.

洪宗国，张令令，吴焕淦，2014. 不同采集期艾叶正构烷烃成分和含量分析 [J]. 中南民族大学学报（自然科学版），33（1）：41-44.

胡吉清，万定荣，蒲锐，等，2019. 中、韩不同产地艾叶的质量评价及其道地性考察 [J]. 中华中医药杂志，34（2）：553-556.

胡吉清，夏恒建，郭双喜，等，2016. 蕲艾挥发油、总黄酮和鞣质含量测定及最佳采收期确定 [J]. 中华中医药杂志，31（8）：3 013-3 016.

胡倩，刘大会，曹艳，2019. 艾叶黄酮类化合物的研究进展 [J]. 食品安全质量检测学报，10（12）：3 648-3 653.

黄艳玲，蔡锦源，梁水娇，2019a. 响应面法优化微波-超声波辅助提取艾叶总黄酮的工艺研究 [J]. 粮食科技与经济，44（12）：91-94.

黄艳玲，熊建文，蔡锦源，等，2019b. 响应面法优化微波辅助提取艾叶总黄酮的工艺研究 [J]. 轻工科技，35（2）：40-43.

江丹，易筱，杨梅，等，2009. 不同产地艾叶总黄酮含量比较 [J]. 中南民族大学学报（自然科学版），28（1）：55-56.

蒋志惠，郑婧龙，谷令彪，等，2021. 贮存年份对北艾和蕲艾精油成分与抑菌活性的影响研究 [J]. 天然产物研究与开发，33（2）：227-235，207.

靳然，于密密，赵百孝，等，2011. 电感耦合等离子质谱测定不同产地艾叶的微量元素研究 [J]. 环球中医药，4（6）：420-422.

兰晓燕，张元，朱龙波，等，2020. 艾叶化学成分、药理作用及质量研究进展 [J]. 中国中药杂志，45（17）：4 017-4 030.

雷琼，2020. 不同产地艾叶主要成分比较研究 [D]. 杨凌：西北农林科技大学.

黎文炎，张应团，周大寨，等，2017. 野艾与家艾茎叶挥发油的 GC-MS 分析 [J]. 食品与机械，33（4）：154-157，189.

李宏睿，王新，张文波，等，2012. 艾叶多糖提取率影响因素分析及提取条件优化 [J]. 植物资源与环境学报，21（2）：119-120.

李静，熊维政，李磊，等，2016. 2 种不同方法提取艾叶挥发油的效果比较 [J]. 中国药房，27（28）：3 982-3 984.

李真真，吕洁丽，张来赛，等，2016. 艾叶的化学成分及药理作用进展 [J]. 国际药学研究杂志，43（6）：1 059-1 066.

刘红杰，白杨，洪燕龙，等，2010. 不同提取方法制备的艾叶挥发油化学成分分析与急性肝毒性比较 [J]. 中国中药杂志，35（11）：1 439-1 446.

刘民，徐志，2020. 艾草的活性成分、提取方法、药理作用及其应用前景 [J]. 国外医药（抗生素分册），41（5）：391-397.

刘向前，陈素珍，倪娜，2005. 湖南产艾叶挥发油成分的 GC-MS 研究 [J]. 中药材，（12）：1 069-1 071.

刘志成，2009. 艾叶中黄酮和多糖的提取及分析 [D]. 长沙：湖南师范大学.

吕霞，2020. 艾叶中有效成分含量的影响因素 [J]. 农业科技与装备（6）：59-60.

罗兴武，2011. 艾蒿总黄酮的超声波提取工艺研究 [J]. 食品研究与开发，32（7）：39-44.

马琳，陈昌婕，康利平，等，2020. 不同种植密度、叶位与叶龄对蕲艾产量和品质的影响 [J]. 中国中药杂志，45（17）：4 031-4 040.

宁娜，韩建军，郁建生，2020. 艾叶总黄酮提取工艺研究进展 [J]. 山东化工，49（16）：70-71.

努尔比耶·奥布力喀斯木，热娜·卡斯木，杨璐，等，2017. 艾叶挥发油化学成分分析和抗真菌活性的研究 [J]. 新疆医科大学学报，40（9）：1 195-1 202.

潘炯光，徐植灵，吉力，1992. 艾叶挥发油的化学研究 [J]. 中国中药杂志，

（12）：741-744.

蒲锐，万定荣，赵百孝，等，2019. 环境条件对蕲艾叶品质影响的研究 ［J］. 世界科学技术-中医药现代化，21（12）：2 739-2 745.

任小菊，徐皓，陈文强，2017. 艾蒿主要化学成分和药理作用研究进展 ［J］. 安徽农业科学，45（6）：112-114.

宋叶，张鹏云，戴卫波，等，2019. 不同产地艾叶挥发油成分的比较研究 ［J］. 时珍国医国药，30（4）：845-851.

谭冰，严焕宁，黄锁义，等，2012. 艾叶多糖的提取、含量测定及对羟自由基清除作用的研究 ［J］. 中国执业药师，9（3）：10-13.

唐浩国，2009. 黄酮类化合物研究 ［M］. 北京：科学出版社．

唐生安，孙亮，翟慧媛，等，2011. 艾叶化学成分的研究 ［J］. 天津医科大学学报，17（4）：461-463.

王剑，田新村，1998. 栽培蕲艾与野生蕲艾的质量比较研究 ［J］. 中国中药杂志，23（8）：463-464.

王小俊，2019. 艾叶黄酮的化学成分、纯化工艺和药理活性研究 ［D］. 武汉：湖北中医药大学．

王小俊，邓玉环，张丽萍，等，2019. UPLC-DAD-MS 定性和定量分析蕲艾中的酚酸和黄酮类成分 ［J］. 中国中药杂志，44（5）：983-989.

王宇卿，耿榕徽，张须学，2020. "宛艾"及其他产地艾叶中的桉油精、樟脑、龙脑含量 ［J］. 世界中医药，15（22）：3 391-3 395.

王媛媛，陈思涵，许美婧，等，2020. 艾叶总黄酮与总多糖的提取工艺及其抗氧化性研究进展 ［J］. 广州化工，48（18）：13-15.

卫星星，曹琛，高慧，等，2016. 正交试验优选艾叶总黄酮索氏提取工艺 ［J］. 氨基酸和生物资源，38（3）：45-47.

吴桂花，张艳红，袁慧慧，等，2011. 艾叶挥发油和多糖联合提取工艺的响应面优化 ［J］. 时珍国医国药，22（8）：1 910-1 912.

吴娜，孙智达，2008. 艾蒿黄酮体外抗氧化活性及对 DNA 氧化损伤的保护研究 ［J］. 食品科学，29（10）：47-50.

武露, 刘红霞, 董璐元, 等, 2019. 微波辅助提取艾叶挥发油的工艺优化 [J]. 齐齐哈尔大学学报 (自然科学版), 35 (6): 67-68, 72.

谢志美, 2008. 超声波与半仿生提取艾叶挥发油及成分分析 [D]. 长沙: 中南大学.

忻晓东, 张秀芳, 王舒琪, 等, 2020. 艾叶挥发油提取工艺研究 [J]. 中药材, 43 (1): 150-154.

熊曼萍, 2012. 超声波-酶法提取艾叶多糖的条件研究 [J]. 食品工业科技 (9): 330-331, 435.

熊振宇, 肖复明, 徐旭, 等, 2013. 植物药用成分龙脑的药学活性研究 [J]. 中国中药杂志, 38 (6): 786-790.

徐世强, 陈永忠, 苏靖朗, 等, 2020. 黄金艾蒿的非靶向代谢组和转录组学分析 [J]. 中药材, (5): 1 083-1 088.

许俊洁, 卢金清, 郭胜男, 等, 2015. 不同部位与不同采收期蕲艾精油化学成分的 GC-MS 分析 [J]. 中国实验方剂学杂志, 21 (21): 51-57.

薛紫鲸, 郭利霄, 郭梅, 2019. 不同采收期祁艾化学成分差异性研究 [J]. 中国中药杂志, 44 (24): 5 433-5 440.

闫克玉, 贾玉红, 许志杰, 等, 2007. 超声波辅助萃取艾叶中总黄酮含量的最佳条件研究 [J]. 中国食品添加剂 (3): 73-76.

杨海荣, 田建林, 2009. 艾叶最佳采收时间及水法提取总黄酮工艺研究 [J]. 安徽农业科学, 37 (23): 10 997-10 998.

姚雪峰, 洪海龙, 石俊庭, 等, 2020. 有机溶剂法和超临界 CO_2 萃取法提取蒙艾挥发油的对比研究 [J]. 广州化工, 48 (23): 55-57.

易筠, 2011. 蕲艾鞣酸的提取分离、药理研究和结构鉴定 [D]. 武汉: 中南民族大学.

庾韦花, 石前, 张向军, 等, 2020. 不同生长期蕲艾挥发性成分的对比分析 [J]. 食品工业, 41 (11): 312-314.

袁林祥, 吴航宇, 邱彩玲, 2020. 艾叶的药物活性成分、药理作用及临床应用浅析 [J]. 当代医药论丛, 18 (2): 171-173.

曾心怡，2020. 不同生长期蕲春艾叶总黄酮和绿原酸含量变化［J］. 中国现代中药，22（6）：908-911，917.

张嘉恒，余明远，费玉清，等，2020-07-14. 一种异丙醇胺有机酸离子液体提取艾草黄酮的方法［P］. 广东省：CN111407787A.

张晓萌，王圆圆，王洪晶，2020. 中药材黄酮类化合物的研究进展［J］. 广东化工，47（24）：55-56.

张雪琳，陈新旺，2021. 近10年来艾叶挥发油的化学成分及药理活性研究进展［J/OL］. 中华中医药学刊，2021-01-13［2021-01-15］. http：//kns. cnki. net/kcms/detail/21. 1546. R.

张真，蔺海明，杜弢，等，2020. 寒旱区不同生态型艾活性物质含量、抗氧化能力及挥发性组分比较分析［J］. 甘肃农业大学学报，55（3）：78-89，96.

赵菲，金永生，吴秋业，2010. 黄酮类化合物生物活性及其构效关系的研究进展［J］. 药学服务与研究，10（5）：325-329.

赵雪巍，刘培玉，刘丹，等，2015. 黄酮类化合物的构效关系研究进展［J］. 中草药，46（21）：3 264-3 271.

郑昆，钟肖飞，张华，2020. 艾叶挥发油类成分及其药理作用的研究进展［J］. 中国实验方剂学杂志，26（18）：224-234.

周燕芳，丁利君，2006. 超声波辅助提取艾叶黄酮的工艺研究［J］. 食品与机械（4）：39-41.

朱福鸿，张萃，魏凤香，2015. α-蒎烯药理及应用研究概况［J］. 药物化学，3（3）：23-28.

GUAN W，LI S，YAN R，et al.，2006. Comparison of composition and antifungal activity of *Artemisia argyi* Levl. et Vant inflorescence essential oil extracted by hydrodistillation and supercritical carbon dioxide［J］. Natural Product Research，20（11）：992-998.

SADLON A E，LAMSON D W，2010. Immune-modifying and antimicrobial effects of eucalyptus oil and simple inhalation devices［J］. Alternative Medicine Review，15（1）：33-47.

第五章　艾草化学成分的作用及药理

传统药性理论认为艾叶有理气血、逐寒湿、温经血、安胎、杀虫止痒等作用，用于虚寒出血，尤宜于崩漏的治疗。现代医学研究也证明艾叶的应用更加广泛，可以用于空气消毒，也用于呼吸系统疾病、消化系统疾病、泌尿及生殖系统疾病、妇科疾病、骨伤及类风湿疾病、皮肤瘙痒病、癌症、顽固性腹泻等疾病的预防和治疗。

虽然艾叶的应用广泛，但是直到 21 世纪人们才对其药理作用进行系统的研究。现代研究表明，艾叶挥发油具有抗菌、抗病毒、抗炎、抗过敏、镇痛、平喘、镇咳、祛痰等活性；艾叶所含黄酮类化合物具清除自由基、抗氧化、抗衰老、抗癌防癌等作用；其所含鞣质具止血、凝血等作用。本章将对艾叶化学成分的药效和药理进行介绍。

第一节　杀菌抗病毒

除了传统艾灸穴位以增强机体抵抗疫病能力外，艾叶熏蒸在防疫中的应用也十分广泛，在传统中医药防疫中的应用历史十分悠久。现有的体外实验表明，艾叶中的挥发油及其他有效成分具有广谱的抗细菌、抗真菌以及抑制病毒的能力。在本节中将分别按照化学物质的种类来阐述艾叶杀菌抗病毒的机制。

一、艾叶挥发油杀菌抗病毒

1. 艾条熏蒸效果评价

艾叶自古即被用于防疫和祛邪辟秽，如《备急千金要方》中把艾熏作为防疫的方法之一。艾烟已被用于治疗和预防各种疾病，疗效独特，且一直沿用至今。现代临床医学证明，艾条烟熏对空气消毒、防治上呼吸道及感染性疾病具有应用价值，在预防感染方面作用明显。

艾条熏蒸具有良好的杀菌消毒效果。单独的艾条熏蒸空气消毒的方法能抑制细菌生长，其消毒效果与紫外线法和中药喷雾法（黄芩、黄连、银花、大青叶、贯众、荆芥的乙醇提取液）无明显差异（吴爱须等，2010）。紫外线联合艾条熏蒸法的杀菌效率则高于紫外线照射法的杀菌效率，而且降低透析患者感染发生率（叶白如等，2017；宋慧峰等，2018）。艾条熏蒸不但具有杀菌作用，而且能降低流感发病率。在流感期间，室内艾条熏蒸加口服防感凉茶的实验组发病率为1.28%，不进行熏蒸和口服防感凉茶的对照组发病率为18.00%（骆阳，2013）。在康复科家庭化病房中，艾条熏蒸空气消毒组的流感发病率（0%），明显低于动态空气消毒组（1.92%）和自然通风消毒组（5.77%）（李瑞红等，2011）。

艾叶与其他防疫中药混合物熏蒸也具有良好的消毒效果。徐秀红等（2017）将艾叶和苍术按照1∶1混合，用95%的乙醇浸泡液作为熏蒸液，或用艾叶、苍术和乙醇按照1∶1∶20的比例浸泡20天作为喷雾液，分别观察苍-艾熏蒸、苍-艾酊喷雾剂与紫外线对空气进行消毒的效果。与紫外线相比，苍-艾熏蒸、苍-艾酊喷雾剂显著降低了空气中细菌的数量。苍术、艾叶及桉叶联合熏蒸在儿科病房空气消毒中的效果比紫外线照射消毒和其他消毒方法更优（梁雪等，2016；舒进等，2018）。李长兰（2012）将苍术、佩兰、金银花、细辛、桂枝、冰片、连翘、艾叶、厚朴和矮地茶等中药根据标准配比，加入清水煮蒸，对感染科病房进行空气消毒，发现中药煮沸熏蒸在医院感染科病房的空气消毒效果显著。

以上研究表明，无论是单独使用艾条熏蒸，还是联合其他防疫中药挥发油在临床试验中消毒效果均十分显著，具体方法和效果见表5-1。

表5-1　艾叶杀菌抗病毒相关临床研究

应用方法	对照	结论
艾条烟熏 30min	紫外线消毒 30min	试验组与对照组相比结果无显著差异
艾条熏蒸 120min+紫外线 60min	紫外线消毒 60min	平均杀菌率为 94.7%，对照组平均杀菌率为 90.1%

（续表）

应用方法	对照	结论
苍术、艾叶、桉叶以 1∶1∶1 取药，加入清水，配制成 0.16g/mL，煮沸熏蒸 30min	紫外线消毒 30min，用 0.2% 过氧乙酸按 8L/m³ 喷洒消毒	熏蒸组在 1h、2h、3h 后灭菌效果均优于紫外线/过氧乙酸组
苍术、艾叶按 1∶1 加入 95% 乙醇分别直接点燃和加入超声波雾化器喷雾消毒 30min	紫外线消毒 60min	苍-艾熏蒸组、苍-艾酊喷雾剂组消毒效果均优于紫外线消毒
苍术、佩兰、金银花、细辛、桂枝、冰片、连翘、艾叶、厚朴、矮地茶等，据标准配比浸泡配制成 0.16g/mL 混合液，浸泡 30min 后煮沸熏蒸 1h	84 消毒液配合通风法	消毒后 1h、2h、3h 的空气细菌菌落计数与消毒前相比明显减少，且实验组空气消毒效果明显优于对照组
苍术、桂枝、艾叶、薰衣草共 400g，按 1∶6 加入水浸泡 2h，接入挥发油提取装置，制成 1g/mL 香薰消毒液后按 0.7g/m³ 使用超声雾化器雾化消毒 60min	0.5% 过氧乙酸雾化剂量为 2mL/m³，消毒 60min	与消毒前 30min 对比，中药消毒剂消毒 1h 后和通风 1h 后均能显著减少病房空气菌落数，杀菌率分别为 78.42% 和 75.08%，与 2% 过氧乙酸消毒效果相当
艾条空气熏蒸 1h	动态空气消毒机 1h	试验组上呼吸道感染/流感发病率为 8.47%/0，对照组为 7.69%/1.92%
艾条空气熏蒸 1h	自然通风	试验组上呼吸道感染/流感发病率为 8.47%/0，自然通风组为 5.38%/5.77%
艾条熏蒸配合中药凉茶	空白对照（未做处理）	试验组流感发病率 1.28%，对照组发病率 18.00%
艾条熏蒸 1h+紫外线 30min	紫外线照射 60min	艾条熏蒸联合紫外线照射消毒法的平均杀菌率高于单独紫外线照射法，降低透析患者感染发生率

2. 艾叶挥发油敏感的病原体

不同的研究组发现，艾草挥发油具有抗病毒、杀细菌和抗真菌的功能，其敏感病原体见表 5-2。

表 5-2 艾叶挥发油敏感病原体

病原体名称	挥发油提取方法	艾叶产地
呼吸道合胞病毒	水蒸气蒸馏法	野生艾叶
流感病毒	水蒸气蒸馏法	野生艾叶
带状疱疹病毒	水蒸气蒸馏法	安徽中医药大学第一附属医院艾叶

（续表）

病原体名称	挥发油提取方法	艾叶产地
乙型肝炎病毒	水蒸气蒸馏法	河南驻马店
金黄色葡萄球菌	水蒸气蒸馏法、超临界 CO_2 萃取法、亚临界萃取法、同时蒸馏萃取法、微波蒸馏法	安徽、湖北、吉林、河南、湖南
大肠埃希菌	水蒸气蒸馏法、超临界 CO_2 萃取法、亚临界萃取法、同时蒸馏萃取法	湖北、安徽、吉林、河南、湖南
铜绿假单胞菌	水蒸气蒸馏法、超临界 CO_2 萃取法、微波蒸馏法	安徽、河南、河北
伤寒沙门菌	水蒸气蒸馏法、微波蒸馏法	河南、湖北
肠炎沙门菌	水蒸气蒸馏法	湖北
肺炎克雷伯菌	水蒸气蒸馏法	河南
炭疽芽孢杆菌	水蒸气蒸馏法	湖南、河南
蜡样芽孢杆菌	微波蒸馏法	湖北
李斯特菌	水蒸气蒸馏法、亚临界萃取法、同时蒸馏萃取法、微波蒸馏法	湖北
疫霉	水蒸气蒸馏法	/
黑曲霉	水蒸气蒸馏法、同时蒸馏萃取法	湖北蕲春
粉红聚端孢	水蒸气蒸馏法	/
青霉	水蒸气蒸馏法	/
链格孢	水蒸气蒸馏法	/
絮状表皮癣菌	水蒸气蒸馏法	/
白色念珠菌	水蒸气蒸馏法	/
新型隐球菌	水蒸气蒸馏法	/
酿酒酵母	亚临界萃取法	湖北蕲春

注：/表示无特别产地说明。

艾草挥发油具有抗病毒的功能。韩轶等（2005）利用按水蒸气蒸馏法提取野生艾叶挥发油，在体外进行抗病毒实验，观察其对呼吸道合胞病毒和流感病毒的抑制作用，发现挥发油对呼吸道合胞病毒、流感病毒具有抑制作用。吴生兵等（2015）也利用水蒸气蒸馏法提取艾叶挥发油，用高浓度、中浓度和低浓度处理带状疱疹病毒，发现艾叶挥发油大剂量在120h内具有明显的抑制带状疱疹病毒的作用，艾叶挥发油中剂量在96h内具有明显的抑制带状疱疹病毒的作用，而艾叶挥发油小剂量在72h内具有明显的抑制带状疱疹病毒的作用。赵志鸿等（2015）提取艾叶挥发油，以HepG 2.2.15细胞株研究艾叶挥发油对乙型肝炎病毒HBV的抑制作用，发现艾叶挥发油在体外能明显抑制HepG 2.2.15细胞内病毒表面抗原HBsAg和HBeAg的分泌以及HBV的DNA复制。

艾草挥发油对细菌具有良好的抑制作用。鲁争（2011）用打孔法测定艾叶挥发油空气清新剂对不同细菌性致病菌的抑菌圈直径大小的影响，同时用倍比稀释法测定其最低抑菌浓度（minimum inhibitory concentration，MIC），研究艾叶挥发油空气清新剂对几种细菌性致病菌的抑制作用。实验结果显示，艾叶挥发油空气清新剂对金黄色葡萄球菌、大肠杆菌、伤寒杆菌、铜绿假单孢菌、土生克雷伯菌及肺炎克雷伯菌均有一定的抑制作用，尤其对金黄色葡萄球菌的抑菌效果最好，MIC为0.2mg/mL。游思湘等（2011）采用水蒸气蒸馏提取艾叶挥发油，得到淡黄色艾叶挥发油，用1%吐温-80乳化得到的艾叶挥发油乳剂。体外抑菌试验结果表明，艾叶挥发油对炭疽杆菌抑制作用最强，对金黄色葡萄球菌和大肠杆菌也有较强的抑制作用，但对巴氏杆菌、链球菌、沙门氏菌的抑制效果不明显；艾叶挥发油对水生生物常见病原菌大肠埃希氏菌、荧光假单胞菌、嗜水气单胞菌、产酸克雷伯菌、鱼害黏球菌、副溶血菌均有较好的抑制效果。陈玉梅等（2011）采用CO_2超临界流体提取技术、滤纸片扩散法测定艾蒿挥发油的抑菌效果。结果表明艾蒿挥发油对大肠杆菌和金黄色葡萄球菌均有明显的抑制效果，且抑菌效果随浓度的提高而增强。杨文婷等（2017）以湖北蕲春地区道地药材蕲艾为试材，通过水蒸气蒸馏法提取了其挥发油成分，利用抑菌圈法和常量稀释法考察了蕲艾挥发油的抑菌效果，并对其抑菌机理进行了初步研究。结果表明，蕲艾挥发油对不同微生物的抑菌效果从大到小为：金黄色葡萄球菌＞大肠杆菌＞黑曲霉＞青霉，金黄色葡萄球菌抑菌圈直径达1.5cm，对金黄色葡萄球菌的最小抑菌浓度为8.0mg/mL。不同时间菌体内外蛋白质和核酸含量的变化结果表明，蕲艾挥发油可增加细菌细胞膜的通透性，并对细菌的核酸合成有一定抑制作用。朱红霞等（2018）采用水蒸气蒸馏法提取的太行山野生艾蒿挥发油，在0.050mg/mL浓度下，对金黄色葡萄球菌的抑菌圈直径大于30mm，对枯草芽孢杆菌和炭疽杆菌表现出中等强度抗菌活性，抑菌圈直径介于 20~30mm。洪宗国（1999）等采用贴片法测定了蕲艾挥发油对多种病原菌的抑菌圈大小，并用试管法测定了蕲艾挥发油最低抑菌浓度，发现蕲艾叶挥发油对结核杆菌、金黄色葡萄球菌、脑膜炎双球菌、乙型链球菌、奈瑟氏菌、大肠杆菌、白色葡萄球菌、甲型链球菌、绿脓杆菌、肺炎球菌均有一定的抑制作用。

艾叶挥发油也能抑制不同的真菌。Guan 等（2019）发现蒸馏萃取法提取的艾叶挥发油对黑曲霉的 MIC 为（6.25±0.36）μL/mL。朱红霞等（2018）采用水蒸气蒸馏法提取获得太行山野生艾蒿挥发油，并以生长速率法和抑菌圈法分别测定其对 5 种植物病原真菌和 4 种病原细菌的抑菌活性。结果表明，艾蒿挥发油对水稻纹枯病菌、番茄灰霉病菌和辣椒疫霉病菌 3 种供试植物病原真菌的 EC_{50} 均低于 0.10mg/mL；努尔比耶·奥布力喀斯木等（2017）采用水蒸气蒸馏法提取艾叶挥发油，采用菌丝生长速率法计算艾叶挥发油对疫霉、黑曲霉、粉红聚端孢菌、青霉、链格孢菌的抑菌率，二倍梯度稀释法测定 MIC。结果发现，艾叶挥发油对 5 种真菌（疫霉、黑曲霉、粉红聚端孢菌、青霉、链格孢菌）的抑菌率为 15.2%~74.5%。洪宗国等（1999）发现艾叶挥发油对白色念珠菌有一定的抑制作用。吴生兵等（2015）观察艾叶挥发油对絮状表皮癣菌、白色念珠菌和新型隐球菌的抑杀作用，发现艾熏 30min 可杀灭絮状表皮癣菌，40min 可杀灭白色念珠菌，60min 可杀灭新型隐球菌。施高翔等（2017）在前人的基础上研究了艾叶挥发油诱导白色念珠菌凋亡的活性，发现艾叶挥发油对白色念珠菌 SC5314 的 MIC 为 0.5 mL/L，对白色念珠菌 SC5314 代谢呈剂量依赖性的抑制。采用大于 0.5mL/L 的艾叶挥发油干预后，白色念珠菌 SC5314 细胞内活性氧水平显著升高、线粒体膜电位显著降低、菌株凋亡比例明显增加、细胞凋亡相关蛋白 Metacaspase 活性显著升高、细胞核固缩，表明艾叶挥发油具有诱导白色念珠菌细胞凋亡的活性，该作用可能与胞内 ROS 积累和线粒体损伤相关。

3. 艾叶挥发油杀菌抗病毒机理及成分

现有的体外实验表明，艾灸中的挥发油及其他有效成分具有广谱的抗细菌、抗真菌以及抑制病毒能力（表 5-3）。研究者认为，艾叶烟熏可以在室内形成空气药分子膜层，而悬挂的艾叶其挥发性物质的挥发，在人体周围空气中也能形成天然消毒气幕，经呼吸系统侵犯人体的细菌、病毒最易蓄积于鼻窦腔与咽喉，艾草中含有天然杀菌、抗病毒成分，可于鼻窦腔、喉头与气管中形成"药膜"，大量积聚抗体，达到灭菌、杀毒、防止染病的效果。目前认为，艾叶挥发油与受试菌细胞表面结合，破坏细菌细胞壁结构起到抑菌作用，经艾叶挥发油处理的金黄色葡萄球菌和大肠埃希菌的细胞形态发生改变，细胞壁结构被破坏，因此艾叶挥发油具有较好的抑菌活性。

表5-3　艾叶挥发油成分及其抑制的病原体

化合物	主要抑制的病原体
桉树脑	疫霉、黑曲霉、粉红聚端孢、青霉
4-松油烯醇	疫霉、黑曲霉、粉红聚端孢、青霉
3′-甲氧基蓟黄素	乙肝病毒
5-叔丁基连苯三酚	大肠杆菌、枯草芽孢杆菌、金黄色葡萄球菌和白色念珠菌

随着分离提取技术的提高，对艾烟熏蒸的物质基础也进行了初步的探索。杨梅等（2009）从艾烟组分中分离得到的5-叔丁基连苯三酚，是艾烟抗自由基的活性物质，对大肠杆菌、枯草芽孢杆菌（*Bacillus subtilis*）、金黄色葡萄球菌和白色念珠菌均有抑制作用。努尔比耶·奥布力喀斯木等（2017）发现艾叶挥发油中桉树脑和4-松油烯醇对疫霉、黑曲霉、粉红聚端孢、青霉和链格孢这5种真菌的抑菌率为 25.6% ~ 69.4% 和 18.2% ~ 72.9%，MIC 分别为 50μL/mL 和 40μL/mL。

二、其他类物质杀菌抗病毒

除了挥发油以外，吴芳（2016）及其所在课题组通过体内、体外实验发现艾叶的乙酸乙酯萃取部分具有抗 HBV 活性，进一步从乙酸乙酯萃取部位分离纯化得到12个单体化合物。其中的7个化合物，豆甾醇（甾体）、5,4′-二羟基-6,7,3′-三甲氧基黄酮（黄酮类）、7,4′-三羟基-3′,8-二甲氧基黄酮（黄酮类）、7-羟基香豆素（香豆素类）、7-羟基-6-甲氧基香豆素（香豆素类）和一种未知结构的化合物均具有抗 HBV 的活性。豆甾醇的半数毒性浓度（TC_{50}）为

117.7μg/mL，5,4'-二羟基-6,7,3'-三甲氧基黄酮的 TC_{50} 为 51.3μg/mL，7,4'-三羟基-3',8-二甲氧基黄酮的 TC_{50} 为 14.8μg/mL，7-羟基香豆素的 TC_{50} 为 30.4μg/mL，7-羟基-6-甲氧基香豆素的 TC_{50} 为 65.0μg/mL，未知结构化合物的 TC_{50} 为 33.0μg/mL。进一步研究化合物对 HBsAg 和 HBeAg 对的抑制作用发现，7 个单体化合物对 HepG 2.2.15 细胞上清液中 HBsAg 和 HBeAg 的分泌均有不同程度的抑制作用。其中，5,4'-二羟基-6,7,3'-三甲氧基黄酮对 HBeAg 的 IC_{50} 为 11.5μg/mL，化合物 7-羟基香豆素对 HBsAg 的 IC_{50} 为 14.57μg/mL。表明艾叶的甾醇类、黄酮类和香豆素类物质均具有抗 HBV 的作用。

第二节　抗癌抗肿瘤

以艾叶为主要材料的中医灸法抗肿瘤研究表明，艾灸有着较为明显的抗癌作用（梅全喜，1999）。最近的研究发现，艾叶里的精油、黄酮类、多糖类等成分对癌细胞具有抑制作用，如艾叶精油对人鼻咽癌细胞和肺癌细胞均有较高的生物活性。黄酮类物质，尤其是异泽兰黄素和棕矢车菊素在体内、体外也具有抑制癌细胞的作用，表明艾叶具有开发成抗癌药物来源的潜力。在本节中，将对艾叶中潜在的抗癌抗肿瘤化学成分的作用和机制进行阐述。

一、肝癌

1. 挥发油

王春杰（2018）利用水蒸气蒸馏法提取艾叶的挥发油，发现挥发油具有抑制肝癌细胞 SMMC-7721 增殖的作用。在此基础上发现，艾叶挥发油处理后，早期细胞凋亡率随着药物浓度增加而增大，晚期凋亡率在挥发油浓度高于 382.5μg/mL 时骤增，最高可达到 80.84%。挥发油将肝癌细胞的细胞周期阻滞于 G2/M 期，推断挥发油是通过抑制细胞分裂从而阻断细胞进程进行的。随后利用免疫缺陷型小鼠肝癌模型研究艾叶挥发油在体内的药效，在给药剂量为 210mg/kg 腹腔注射的情况下，抑瘤率达 44.74%，肿瘤体积增长较慢，而且小鼠体重减少较小，毒副作用也小。肿瘤组织病理学切片显示，在该给药剂量下，挥发油能够明显杀死肝癌细胞，使肝癌细胞肿胀，细胞形态变形，细胞间隙增大。表明挥发油在体内、体外都能有效抑制肝癌细胞的增殖。

2. 水提取物

尹美珍等（2011）利用肝癌细胞 HepG2 人研究艾叶水提取物的抗肝癌活性。从艾叶水提液中获得总水提物、去多糖粗提取物和多糖粗提取物。研究发现，去多糖提取物和总水提物有较强的抗癌活性，均能改变肝癌细胞形态使其死亡。

陆树桐等（2013）研究了艾叶水提取物对人肝癌细胞 H27 的抑制作用。电镜观察发现，经艾叶水提取物处理 12h 的 H27 细胞体积变小，染色质凝聚并向周边聚集，而细胞核膜和细胞膜仍完整，表现出凋亡细胞的特征。蛋白检测发现癌基因 B 淋巴细胞瘤-2 基因（*B-cell lymphoma*-2，*Bcl*-2）的表达减弱，说明水提取物对肝癌细胞的抑制与癌基因 *Bcl*-2 相关。

3. 多糖

喻昕等（2014）和尹美珍等（2011）发现，将艾叶多糖与肝癌细胞共孵育，艾叶多糖能明显抑制 HepG2 肝癌细胞的增殖，说明艾叶多糖具有一定抗肝癌的能力，但是作用甚微。

4. 黄酮

不同的团队利用不同肝癌细胞系研究艾叶总黄酮和黄酮类单体对人肝癌细胞的效果及作用机制，发现了多种黄酮单体对肝癌细胞有抑制作用，多条信号通路参与该过程。

李钦等（2016）发现艾蒿总黄酮可抑制肝癌 SMMC-7721 细胞增殖并促进其凋亡，细胞的增殖抑制率、凋亡率都呈一定的浓度依赖性。进一步利用细胞系体外研究黄酮类物质抑制肝癌的作用机理发现，艾蒿总黄酮作用 48h 后，SMMC-7721 内的细胞凋亡相关蛋白 Caspase-3 和 P21 的 mRNA 表达上调，Bcl-2 的 mRNA 表达下调，暗示艾蒿总黄酮可能通过 Caspase-3、Bcl-2 和 P21 蛋白诱导肝癌细胞凋亡。

文荣等（2016）利用 HepG2 细胞研究发现野艾蒿中多种黄酮类单体，木樨草素、柚皮素、槲皮素和芹菜素对人肝癌细胞 HepG2 有抑制作用，槲皮素和芹菜素能促进 HepG2 细胞的凋亡。刘瑞（2019）和何瑾瑜（2018）则分别利用人肝癌细胞系 SMMC-7721 和 SK-HEP-1 细胞系研究，发现异泽兰黄素对肝癌细胞有明显的抑制作用。

何瑾瑜等（2018）用异泽兰黄素处理 SK-HEP-1 肝癌细胞后，细胞增殖的标记物 Ki67 蛋白表达量下调。在转录水平上，肿瘤细胞的标志性酶碱性磷酸酶（alkaline phosphatase，ALP）的表达与异泽兰黄素处理时间呈正相关。而随着异泽兰黄素处理时间的延长，细胞内的抗凋亡蛋白 Bcl-2 的表达下调，促凋亡蛋白 Casepase-3 上升。同时，细胞外信号调节激酶（extracellular regulated protein kinases，ERK）的表达上调，磷酸化的细胞外调节激酶表达下调。这表明异泽兰黄素可通过抑制 ERK 通路抑制肝癌细胞 SK-HEP-1 的增殖以及促进其凋亡。刘瑞等（2019）则发现，随着异泽兰黄素浓度的升高，人肝癌细胞 SMMC-7721 的增殖抑制率和凋亡率均升高。蛋白分析发现，随着药物浓度的升高，细胞中的促凋亡蛋白 Caspase-3 和抑癌基因 P53 蛋白的表达逐渐增加，而且各浓度组细胞中的这两种蛋白的含量与不加异泽兰黄素的对照组相比明显上升，与抗肿瘤活性密切相关的异构酶 II α（Topo II α）和抗凋亡蛋白 Bcl-2 的表达下调；内质网应激通路相关蛋白磷酸化的需醇激酶（phosphorylated inisotol requiling kinase，p-IRE1）、磷酸化 c-Jun 氨基端蛋白激酶（phosphorylated c-Jun N-terminal kinase，p-JNK）和单核细胞趋化蛋白（monocyte chemoattractant protein-1，MCP-1）的表达水平均上升。刘瑞等（2019）还构建了皮下移植瘤裸鼠模型，在体内研究异泽兰黄素抗肝癌的效果和机理。发现异泽兰黄素处理移植瘤裸鼠后，在不同时间点其瘤体积均明显小于对照，而且随着药物浓度的增高，裸鼠移植瘤的体积逐渐减小。检测细胞凋亡相关蛋白也发现，与体外研究结果一致。表明抑制凋亡抑制蛋白和细胞增殖蛋白的表达，上调促凋亡蛋白以及激活内质网应激通路是异泽兰黄素诱导肝癌细胞凋亡的机制之一。

基质金属蛋白酶（matrix metallopeptidase，MMP），尤其是 MMP-2 和 MMP-9 在肿瘤细胞的迁移和侵袭中起主要作用。Park 等（2018）利用过表达 MMPs 的 SNU182 肝癌细胞研究异泽兰黄素对 MMPs 的作用效果，发现异泽兰黄素通过降低 MMP-2 和血管内皮生长因子信号抑制血管生成介导的人肝癌转移。

5. 鞣酸

易筠等（2011）采用的体外抗肿瘤药物常用筛选方法——MTT 比色法，在体外检测不同浓度的蕲艾鞣酸对人肝癌细胞 HepG2 的细胞毒性作用。试验结果显示，蕲艾鞣酸对 HepG2 增殖具有抑制作用，并且抑制效应存在显著的剂量效应关系和时效关系，提示蕲艾鞣酸作为粗提物具有一定的细胞毒性。采用 6 个不同极性部位的鞣酸提取物，以 100ug/mL 浓度作用 HepG2 细胞 48h，MTT 法观察其对细胞增殖的影响，结果显示 40%甲醇部位的鞣酸提取物可明显抑制 HepG2 细胞的增殖。

二、胃癌

刘延庆等（2006）选用在临床上应用最广泛的蕲艾叶及野艾叶，应用系统溶剂分离法，获得蕲艾叶和野艾叶正己烷提取物、乙酸乙酯提取物、正丁醇提取物和乙醇提取物。采用 MTT 法，观察蕲艾叶及野艾叶各种提取物的体外抗肿瘤作用。结果发现，蕲艾叶及野艾叶的乙酸乙酯提取物和正丁醇提取物在 100μg/mL 剂量下，对人肝癌细胞株 SMMC-7721、人胃癌细胞株 SGC-7901、人宫颈癌细胞株 Hela 的细胞抑制率均大于 50%，其 IC_{50} 小于 100μg/mL。野艾叶、蕲艾叶总提取物及野艾叶正己烷提取物、野艾叶乙醇提取物、蕲艾叶正己烷提取物、蕲艾叶乙醇提取物对 3 种肿瘤细胞株无明显的细胞毒作用。戴小军等（2006）进一步研究发现，蕲艾乙酸乙酯提取物浓度为 100μg/mL 时，对胃癌细胞 SGC7901 具有促凋亡作用，其作用 24h、48h、72h 的细胞凋亡率分别为 13.3%、70.2%、61.5%；当提取物浓度为 10μg/mL 时，其作用 24h、48h、72h 的细胞凋亡率分别为 1.8%、3.2%、7.1%；当提取物浓度为 1μg/mL 时，其作用 24h、48h、72h 的细胞凋亡率分别为 0.6%、1.1%、3.4%。相较蕲艾，野艾乙酸乙酯提取物在浓度为 100μg/mL 和 10μg/mL 时，对胃癌 SGC7901 细胞具有更强的促凋亡作用；而当其浓度为 1μg/mL 时，24h、48h、72h 的细胞凋亡率与蕲艾乙酸乙酯提取物的作用相当。对照组 24h、48h、72h 其凋亡率分别为 0.7%、1.1%、3.1%。他们还采用流式细胞仪（flow cytometer，FMC）分析了野艾乙酸乙酯提取物作用前后胃癌 SGC-7901 细胞的 P53 蛋白的表达变化，以探讨野艾乙酸乙酯提取物诱导胃癌 GSC-7901 细胞凋亡的机理。结果发现野艾乙酸乙酯提取物处理后，P53 表达增强，表明细胞在提取物作用后，处于不利的生长条件，诱导 P53 的表达使细胞进入凋亡过程。

Kim 等（2005）发现异泽兰黄素能促进人胃癌细胞凋亡。Choi 等（2009）进一步利用胃癌 AGS 细胞研究发现，异泽兰黄素通过诱导胃癌 AGS 细胞的细胞周期停滞、分化和凋亡而发挥抗肿瘤活性。异泽兰黄素的分化诱导机制与 ERK 的激活和细胞分化调节蛋白，如三叶因子 1（Trefoil Factor 1，TFF1）、闭锁小带蛋白（ZO-1）、闭合蛋白（Occludin）以及细胞周期蛋白 P21 和 D1/Cdk4 的诱导表达有关。Park 等（2013）利用人胃癌细胞系 MKN-1 研究了异泽兰黄素抗肿瘤转移的机制。异泽兰黄素促进 MKN-1 细胞的凋亡，并伴有细胞凋亡蛋白 Caspase-3 蛋白的增加。促炎症细胞因子，如白细胞介素 1β（Interleukin-1β，IL-1β）、肿瘤坏死因子-α（Tumor Necrosis Factor-α，TNF-α）、白介素-6（Interleukin-6，IL-6）和白介素-8（Interleukin-8，IL-8）则被异泽兰黄素明显抑制，磷酸化的 AKT 和磷酸化的 ERK 也在降低，同时核因子 κB（Nuclear Factor kappa-B，F-κB）转录因子的激活也被抑制；基质金属蛋白酶 MMP-2 和 MMP-9 的表达降低，MKN-1 穿透重建的基底膜屏障也受到抑制，表明异泽兰黄素通过激活 Caspase-3 蛋白促进 MKN-1 胃癌细胞凋亡，并下调 NF-κB 活性，随后降低促炎细胞因子介导的间质蛋白酶的表达以抑制胃癌细胞的转移。

三、肺癌

丁圆平等（2019）提取来自河南驻马店的艾叶中的挥发油，研究艾叶挥发油对肺癌 A549 细胞的抑制作用。研究发现，挥发油能明显抑制 A549 细胞的增殖。挥发油作用于 A549 细胞 48h 后，随着其质量浓度增加，细胞凋亡率也逐渐升高，G0/G1 期细胞比例降低，G2/M 期无明显变化，S 期细胞比例增加，表明艾叶挥发油可阻滞 A549 细胞于 S 期。在裸鼠皮下接种 A549 细胞建立肺癌移植瘤模型，考察艾叶挥发油低、中、高剂量（57.5mg/kg、115mg/kg、230mg/kg），对肿瘤生长及体积的影响。挥发油对肿瘤体积有抑制作用。病理组织分析发现，艾叶挥发油高剂量组裸鼠肿瘤体积减小，肿瘤细胞间隙增大，核浆比例缩小，肿瘤细胞核染色变浅，核分裂相减少，出现大量凋亡小体，呈现凋亡状态。对艾叶挥发油高剂量组裸鼠的心、脾、肾组织的病理切片进行苏木精伊红（HE）染色显示，各组织内细胞结构紧凑，界限清晰，均未见明显病理学病变和转移瘤灶，表明艾叶挥发油明显抑制人肺癌 A549 肿瘤的生长和转移，其机制可能是诱导了 A549 细胞的凋亡。

四、肾癌

Zhong 等（2016）发现异泽兰黄素通过激活活性氧介导的 MAPK 信号通路，同时抑制 PI3K/AKT 信号通路，从而诱导人肾癌细胞的凋亡，表明异泽兰黄素可以作为肾癌的潜在治疗药物。在此基础上，他们探讨了异泽兰黄素对肾癌 786-O 细胞增殖的影响及分子机制：不同浓度（2.5mmol/L、5.0mmol/L、10.0mmol/L、20.0mmol/L 和 40.0mmol/L）的异泽兰黄素显著降低肾癌 786-O 细胞的活力，并且呈现浓度依赖性。与未处理对照组相比，异泽兰黄素作用细胞 24h 能显著促进细胞凋亡，抑制细胞侵袭和肿瘤侵袭转移相关微小核糖核酸（microRNAs，miR）miR-21 的表达，且作用强度均具有浓度依赖性。蛋白分析发现，异泽兰黄素抑制细胞抗凋亡相关蛋白 AKT 蛋白的磷酸化水平和 Bcl-2 蛋白的表达，促进 Bcl-2 相关 X 蛋白（Bcl-2 Associated X Protein，Bax）的表达。过量表达 miR-21 能显著抑制异泽兰黄素诱导的细胞凋亡和侵袭，并抑制异泽兰黄素调控的 p-AKT、Bax 和 Bcl2 的表达。表明异泽兰黄素可抑制肾癌 786-O 细胞 miR-21 的表达，进而阻碍 PI3K/AKT 信号通路传导，诱导细胞凋亡。PI3K/Akt 和 MAPK 信号级联在肿瘤细胞的细胞增殖、存活和血管生成及转移中具有重要作用（钟伟枫等，2018）。

五、食道癌

王晓娜等（2014）探讨了异泽兰黄素对食道癌的作用及其机理，以期为食管癌变早期化学干预提供实验依据。她们发现异泽兰黄素作用于食管癌细胞的 IC_{50} 约为 40μmol/L。与对照组相比，异泽兰黄素可抑制食管癌细胞 TE1 的增殖，并呈时间和剂量依赖性。异泽兰黄素处理能减少 TE1 细胞的克隆数，随着异泽兰黄素作用浓度的增高，TE1 细胞克隆数呈下降趋势。随着异泽兰黄素作用于食管癌细胞 TE1 浓度的增高，细胞处于 G1 期比例也呈现增高趋势，异泽兰黄素可以降低 AKT 信号通路及其下游糖原合成激酶 3β（glycogen Synthase Kinase 3 beta，GSK3β）的磷酸化水平，异泽兰黄素浓度越高，AKT 及其下游 GSK3β 的磷酸化下平下降越多。异泽兰黄素还可抑制 MAPK/ERK 信号通路，降低该通路中磷酸化 ERK 水平，表明异泽兰黄素通过阻滞细胞周期 G1 期抑制食管癌细胞 TE1 的增殖。异泽兰黄素抑制 TE1 细胞信号通路 AKT 及其下游分子 GSK3β 的磷酸化，以及 MAPK/ERK 信号通路中 ERK 磷酸化水平。

六、骨肉瘤

Li 等（2015）以 U-2 骨肉瘤细胞为研究对象，研究异泽兰黄素对骨肉瘤的作用。用不同浓度（50g/mL、100g/mL、200g/mL 和 400g/mL）的异泽兰黄素处理不同时间（24h、48h、72h 和 96h）后发现，异泽兰黄素在作用细胞 24h 后能明显抑制 U-2 骨肉瘤细胞的增殖，且抑制增殖作用具有剂量依赖性。浓度为 100g/mL 时，抑制作用已经达到显著性水平，浓度为 200g/mL 和 400g/mL 的抑制作用更强。利用流式细胞仪检测发现，未用异泽兰黄素处理的 U-2 骨肉瘤细胞的凋亡率为 3.23%，而用异泽兰黄素处理的 U-2 骨肉瘤细胞的凋亡率为 47.95%。相比未用异泽兰黄素处理的细胞，用异泽兰黄素处理的细胞处于细胞周期 S 期的细胞比例明显降低，G2/M 期的细胞比例上升，表明细胞发生 G2/M 期周期阻滞。用荧光染料罗丹明 123（Rhodamine 123，Rh123）染色检测线粒体膜电位发现异泽兰黄素处理 U-2 骨肉瘤细胞 24h 后，线粒体膜电位明显下降。同时，胞质细胞色素 C 增加，线粒体细胞色素 C 减少，表明异泽兰黄素通过触发线粒体内在途径使细胞发生 G2/M 期周期阻滞，进而诱导癌细胞凋亡。

七、子宫内膜癌

Cho 等（2009）以 Hec1A 和 KLE 子宫内膜癌细胞为对象，研究异泽兰黄素对人子宫内膜癌细胞的抗增殖作用。发现在 50~150μmol/L 的浓度范围内，异泽兰黄素抑制 Hec1A 细胞的生长。流式细胞仪检测发现，用 100μmol/L 和

150μmol/L 的异泽兰黄素处理 16h 后，处于 G2/M 期的 Hec1A 细胞比例分别为 33.1% 和 38.1%，而未处理的对照是 24.1%，并且用 100μmol/L 的异泽兰黄素处理后细胞的 G2/M 阻滞具有时间依赖性。同时，研究也发现，异泽兰黄素对 Hec1A 细胞并没有引起细胞凋亡和细胞坏死现象，激活细胞凋亡的重要蛋白 caspase-3 也没有明显的变化。在 Hec1A 细胞中检测 G2/M 期转换相关蛋白发现，在 100μmol/L 的异泽兰黄素处理后，对高 G2/M 期转换蛋白 Cyclin B1 的表达丰度没有影响，Cdc2 的蛋白表达丰度仅有轻微的降低，但 Cdc2 蛋白的 Tyr15 的磷酸化程度明显上升，磷酸酶 Cdc25C 的磷酸化水平也增加，而未磷酸化的 Cdc25C 水平降低，表明在 Hec1A 细胞中，异泽兰黄素诱导的 G2/M 细胞阻滞与 Cdc2 和 Cdc25C 蛋白的活性有关。异泽兰黄素通过 P53 蛋白和启动 ATM/Chk2/Cdc25C/Cdc2 检查点途径上调 p21 蛋白的表达，诱导 G2/M 期细胞周期停滞以抑制癌细胞的增殖。

八、神经胶质瘤细胞

神经胶质瘤是一种常见的脑肿瘤。Muhammad Khan 等（2012）研究了棕矢车菊素对恶性胶质瘤细胞 U87 的生长抑制作用。他们发现，棕矢车菊素抑制细胞 G2/M 期的生长并诱导其凋亡。棕矢车菊素诱导细胞凋亡的机制与 G2/M 期细胞周期阻滞、P53 和 Bax 上调、线粒体膜电位降低、细胞色素 C 释放、半胱天冬酶-3 活化有关。

Wang 等（2016）利用神经胶质瘤细胞 U87MG 和 LN229 研究异泽兰黄素对脑肿瘤的作用。他们发现高浓度的异泽兰黄素可抑制 LN229 和 U87MG 细胞的活力。用 0μmol/L、12.5μmol/L、25μmol/L 和 50μmol/L 的异泽兰黄素处理 LN229 和 U87MG 细胞 24h 后，发现异泽兰黄素能抑制细胞侵袭和迁移，处理 48h 后促进细胞凋亡，同时对肿瘤细胞的增殖和侵袭具重要调控作用的跨膜受体 Notch-1 在转录和蛋白水平上都受到抑制。表明异泽兰黄素能通过抑制 Notch-1 信号通路促进胶质瘤细胞凋亡，并对瘤细胞的增殖、侵袭和迁移具有抑制作用。

九、乳腺癌

Kim 等（2004，2005）发现，100μmol/L 的异泽兰黄素能抑制人乳腺上皮细胞 MCF10A-*ras* 的活力及增殖，DNA 合成也受到抑制，促使 G1/S 期和 G2/M 期发生细胞阻滞。减少 cyclin D1 和 Cdk2 蛋白水平，抑制 Cdc2 和 cyclin B1 的蛋白表达，上调 P53 蛋白和 p27Kip1 蛋白表达。通过抑制 Ras/Raf/MAPK 信号通路降低细胞周期蛋白 D1 的表达。异泽兰黄素通过诱导细胞周期停滞来抑制 MCF10A-ras 细胞的生长。异泽兰黄素对 MCF10A-ras 细胞的抑制作用与其下调细胞周期蛋白 D1 有关，后者的表达受 Raf/MEK/ERK 信号通路的控制。

十、宫颈癌

Lee 等（2005）从艾叶中分离得到了棕矢车菊素并检测其抗癌功能。在体外结合实验发现，矢车菊素能抑制人乳头瘤病毒的癌蛋白 E6 和肿瘤抑制蛋白 P53 之间的结合，也能抑制 E7 癌蛋白和肿瘤抑制蛋白 Rb 之间的结合。进一步的细胞实验发现，棕矢车菊素能特异地以剂量依赖的方式抑制携带 HPV16 的宫颈癌细胞，如 SiHa 细胞和 CaSki 细胞的功能，而对不携带 HPV 的 HaCaT 细胞和携带 HPV18 的 HeLa 细胞没有或者只是微弱的抑制作用。表明棕矢车菊素具有抑制人乳头瘤病毒 E6 和 E7 癌蛋白的功能，棕矢车菊素可能被用于治疗与人乳头瘤病毒相关的宫颈癌等疾病。

十一、鼻咽癌

孙伟等（2005）发现浓度为 1×10^{-3} 的艾叶精油对人鼻咽癌细胞（CNE 细胞株）的生长抑制率为 98.93%，表明艾叶精油对 CNE 细胞有很强的细胞毒性。

十二、白血病

Seo 等（2001）发现，艾草异泽兰黄素能促进人早幼粒白血病细胞 HL-60 的凋亡。

十三、其他肿瘤细胞

Bao 等（2013）从艾叶中分离得到一种水溶性多糖（FAAP-02），该多糖由 *N*-乙酰-*D*-葡萄糖胺、葡萄糖、甘露糖、半乳糖、鼠李糖、阿拉伯糖、木糖和核糖组成，采用腹腔注射法对 Sarcoma180 荷瘤小鼠进行了 FAAP-02 的抗肿瘤活性研究。他们发现 FAAP-02 显著抑制了 Sarcoma180 移植瘤的生长，延长了荷瘤小鼠的生存时间。Seo 等（2003）发现 5,6-二羟基-7,3′,4′-三甲基黄酮和 5,6,4′-三羟基-7,3′-二甲氧基黄酮能有效抑制人结肠癌细胞（SW620、HCT15）、人肺癌细胞（A549）、人前列腺癌细胞（PC-3）和人黑色素瘤细胞（LOX-IMVI）多种肿瘤细胞的增殖。

第三节 抗氧化

氧化应激是机体产生过多的活性氧自由基，氧化系统和过氧化系统失衡的状态，被认为与诸多慢性疾病和衰老密切相关。天然抗氧化剂具有良好的抗氧化效果，艾草挥发油类、黄酮类、多糖类、鞣质类、咖啡酸酯类等成分都具有抗氧化活性，如清除超氧阴离子、羟基自由基，提高超氧化物歧化酶（superoxide dismutase，SOD）、过氧化氢酶和谷胱甘肽过氧化物酶等抗氧化酶的生物活性。

一、艾叶挥发油抗氧化

许俊洁等（2017）提取蕲艾的挥发油，通过 DPPH（1,1-二苯基-2-三硝基苯肼）自由基法研究蕲艾挥发油清除自由基的能力，并比较其与市面上常用抗氧化剂 2,6-二叔丁基-4-甲基苯酚（2,6-di-tert-butyl-4-methylphenol，BHT）和维生素 E 的抗氧化能力大小。发现蕲艾挥发油在已检测的所有浓度条件下清除 DPPH 的能力均高于维生素 E。与 BHT 相比，在低质量浓度下其清除能力低于 BHT，在高质量浓度则下超过 BHT 的清除率，表明蕲艾挥发油有较好的体外抗氧化活性。刘艺秀等（2019）采用水蒸气蒸馏法提取野艾蒿挥发油，分别在体外和体内检测野艾蒿挥发油的抗氧化活性。结果发现，在一定范围内挥发油具有较强的清除羟自由基、DPPH 自由基和 2,2-联氮-二（3-乙基-苯并噻唑-6-磺酸）二铵盐（ABTS）自由基的能力，体现出良好的抗氧化活性。进一步构建小鼠衰老模型，检测挥发油处理前后小鼠的生理生化指标变化，发现野艾蒿挥发油能明显提高衰老小鼠心、肝、肾的 SOD 和还原型谷胱甘肽（glutathione，

GSH）的含量，有效降低丙二醛（malon-dialdehyde，MDA）和蛋白质羰基化产物（protein carbonyl，PCO）的含量。对比挥发油处理前后衰老小鼠的组织形态发现，衰老小鼠的脏器损伤得到一定的保护和缓解。野艾蒿和蕲艾中的挥发油抗氧化活性研究表明不同种质资源的艾草挥发油均具有抗氧化能力。

二、艾叶黄酮类抗氧化

吴娜等（2008）通过乙醇提取并经乙酸乙酯及葡萄糖凝胶分别纯化后得艾草总黄酮，进行超氧阴离子自由基清除、羟基自由基清除、过氧化氢清除、抑制DNA损伤4个测试实验，并与维生素C进行比较。结果发现，乙酸乙酯相黄酮提取物以及葡聚糖凝胶纯化后的黄酮提取物清除超氧阴离子的能力分别是维生素C的1.5倍和2.7倍；乙酸乙酯相黄酮提取物清除羟基自由基的能力略低于维生素C，而葡聚糖凝胶纯化后的黄酮提取物是维生素C的1.3倍；清除过氧化氢的能力分别为维生素C的1.8倍和4.5倍；抑制DNA氧化损伤的能力分别为维生素C的1.3倍和1.6倍，表明艾草黄酮具有优异的抗氧化活性。体内的研究发现，艾草黄酮在一定浓度范围内可提高体外小鼠血清抗活性氧能力，抑制小鼠红细胞溶血，抑制小鼠肝组织匀浆及肝线粒体MDA的生成和肝线粒体肿胀。对灌胃后小鼠体内肝匀浆MDA含量和血清SOD含量的分析表明，艾蒿黄酮对降低小鼠肝脏MDA含量有显著的作用，能提高小鼠血清SOD活性，说明艾蒿黄酮具有一定的体内抗氧化作用。熊子文等（2011）比较不同月份的艾草总黄酮总抗氧化能力和DPPH自由基清除能力，发现4—5月醇提物抗氧化活性最强，艾叶黄酮有望被开发成新型天然绿色食品的抗氧化剂。

何姿等（2013）采用超声辅助提取法和乙醇提取法提取艾草黄酮类，其体外清除DPPH自由基和ABTS自由基试验的半数清除浓度（IC_{50}）分别为38.05μg/mL和31.08μg/mL。胡倩等（2021）研究了艾叶总黄酮提取物在体内、体外的抗氧化活性。体外研究表明，艾叶总黄酮提取物对DPPH、ABTS和羟基自由基具有很强的清除能力，其IC_{50}分别为96.51μg/mL、67.73μg/mL和279.38μg/mL。利用秀丽隐杆线虫在体内研究其抗氧化能力发现，100μg/mL浓度的艾叶总黄酮提取物能极显著延长线虫在热应激和H_2O_2氧化应激条件下的存活时间（$P < 0.01$），同时极显著提高线虫体内 SOD 和谷胱甘肽过氧化物酶（GSH-Px）的活性（$P < 0.01$），并且显著降低线虫体内 MDA 含量（$P < 0.05$）。以上表明艾叶总黄酮提取物在体内、体外均具有较好的抗氧化活性。

三、艾叶其他类物质抗氧化

1. 艾叶多糖

植物多糖是由 10 个以上的单糖组成糖苷键连接聚合而成的高分子化合物。植物多糖具有多种生物活性，包括抗氧化活性。熊子文等（2011）发现野艾蒿多糖在体外具有一定的抗氧化性。野艾蒿多糖浓度为 8.41mg/mL，其对 DPPH 的抑制率可超过 50%。

戴喜末等（2011）提取野艾蒿的粗多糖，采用 Sevag 法脱蛋白并经活性炭脱色后得到精制多糖，利用普鲁士蓝法测定总抗氧化能力及 DPPH 自由基清除能力，发现野艾蒿多糖具有抗氧化和清除 DPPH 自由基的能力。胡岗等（2015）也发现，艾草多糖能有效清除羟基自由基、超氧阴离子自由基及 DPPH 自由基。尹彬彬等（2015）通过水提醇沉法提取艾草多糖，得到的粗多糖通过对 DPPH 自由基、ABTS 自由基、羟基自由基清除试验，表明艾草多糖具有一定的体外抗氧化活性。

2. 鞣酸

易筠等（2011）研究了蕲艾总鞣酸体外清除自由基的能力，表明蕲艾总鞣酸在 1.0~10.0mg/mL 范围内对羟自由基和超氧阴离子自由基均具有清除作用，两者均呈现明显的量效关系，最有效的清除浓度均为 8.0mg/mL，清除自由基能力均高于同等浓度的甘露醇，但低于同等浓度的抗坏血酸。

第四节 凝血与抗凝血

传统医学认为，艾叶制炭后可温经止血，醋艾炭用于虚寒性出血的止血。现代医学则发现艾叶煎剂对血液凝固有明显的抑制作用。说明艾叶内的活性成分具有促进凝血和抗凝血的双重作用。

一、凝血

现代研究发现，艾叶的不同提取成分对艾叶的凝血作用不同。张袁森等（2010）利用体外凝血系统研究了艾叶不同组分的凝血作用。将艾叶不同组分分离，或按传统方法炮制，得到6种组分：鞣酸、艾焦油、5-叔丁基连苯三酚、艾炭、艾灰和艾叶挥发油。用家兔分别进行体外凝血实验，发现凝血作用强弱顺序为鞣酸＞艾焦油＞5-叔丁基连苯三酚＞艾炭＞艾灰＞艾叶挥发油。其中艾叶挥发油的凝血时间长于对照品生理盐水，表明艾叶鞣酸是凝血物质，而艾叶挥发油则具有活血的功能。

于凤蕊等（2012）比较了艾叶与醋艾炭水提物、醇提物、总黄酮部位的凝血效果，发现醋艾炭水提物和醋艾炭70%乙醇提取物具有显著的凝血作用。与空白组比较，醋艾炭索提丙酮部位、氯仿萃取部位能够显著缩短小鼠凝血时间。为了对其凝血有效部位进一步追踪，分别采用索氏提取和70%乙醇提萃取方法提取不同极性部位，采用凝血时间实验，挑选具有凝血效应的溶剂部位，发现所提乙酸乙酯、甲醇部位及乙酸乙酯、正丁醇萃取部位都有一定的凝血趋势，表明这些部位中亦可能含有一定量的凝血成分。李真真等（2017）则发现艾叶高车前素（hispidulin）在浓度≥40mmol/L时能缩短凝血酶时间（TT），浓度≥50mmol/L时缩短TT较为显著，说明艾叶高车前素具有凝血作用。表明鞣酸、醋艾炭水提物、醋艾炭70%乙醇提取物和高车前素均具有凝血能力。

二、活血

艾叶中的化学物质有抗凝作用。周伯通等（1981）首先发现艾叶煎剂对血液凝固有明显的抑制作用。称取艾叶水煎三道，过滤后浓缩，调整pH到7.0，以4%的明胶确定无沉淀物后，加入正常的新鲜血浆，检测白陶土部分凝血活酶时间（KPTT）、凝血酶原时间（PT）和TT，发现其对KPTT、PT和TT均有显著抑制作用，并且与肝素的作用类似。

不同的研究组继续探讨艾叶中抑制血液凝固的成分。钟裕容等（1992）采用硅胶柱层析方法从艾叶的醇提-水溶部分分离到两个对血小板聚集有显著抑制作

用的化合物 β-谷甾醇和 5,7-二羟基-6,3′,4′-三甲基黄酮。随后发现艾叶油有活血作用（张袁森等，2010），生艾叶 95%乙醇提取物、总黄酮部位具有显著的抗凝血作用（于凤蕊，2012）。李真真等（2017）采用家兔体外抗凝血实验发现，艾叶提取物的乙酸乙酯部位浓度 ≥0.04mg/mL 时，均能显著延长 TT 和 PT 的时间，表现出较强的抗凝血活性。进一步从乙酸乙酯部位分离得到 36 种化合物，其中，异泽兰黄素-7-O-β-D-葡萄糖苷、5,6,′2′,4′-四羟基-7,5′-二甲氧基黄酮、异泽兰黄素、棕矢车菊素、5,7,4′-三羟基-6,3′,5′-三甲氧基黄酮、泽兰酮、异槲皮苷、(S)-5,7,3′,5′-四羟基二氢黄酮和龙胆酸 5-O-β-D-(6′-水杨酰基)-葡萄糖苷均表现出显著的抗凝血活性，其中化合物棕矢车菊素、异槲皮苷、(S)-5,7,3′,5′-四羟基二氢黄酮和龙胆酸 5-O-β-D-(6′-水杨酰基)-葡萄糖苷均能显著延长 TT 和 PT。异泽兰黄素-7-O-β-D-葡萄糖苷、异泽兰黄素和泽兰黄酮能显著延长 TT 时间，5,6,′2′,4′-四羟基-7,5′-二甲氧基黄酮显著延长 PT，表明艾草的不同成分均具有抗凝血作用。

凝血因子是参与血液凝固过程的各种蛋白质组分。它的生理作用是在血管出血时被激活，和血小板粘连在一起并且补塞血管上的漏口。凝血因子Ⅻ是凝血过程中关键的蛋白。王珊珊等（2017，2020）通过体外实验检测艾叶提取物对 FⅫ 的作用，探讨了其止血与活血的作用机理。通过运用复钙时间测定、蛋白免疫印迹、发色底物法及活化部分凝血酶原时间（APTT）测定，发现艾叶提取物依赖 FⅫ 有效缩短血浆复钙时间，艾叶提取液直接激活凝血因子Ⅻ（FⅫ），且存在量效关系。进一步对 FⅫa 下游底物检测结果显示，艾叶提取液可调控 FⅫa 激活纤溶酶原参与到纤溶反应。在 APTT 测定中，艾叶提取液对 APTT 呈时效关系，显示艾叶含药血浆 APTT 早期缩短，晚期显著延长。结果表明，艾叶提取物可有效激活 FⅫ 参与到内源性凝血反应，促进血液凝固，同时可能通过调控纤溶酶原并抑制内源性凝血的下游底物参与活血过程。他们还继续研究了艾叶提取物对凝血因子Ⅻ的作用机制和药效物质，发现艾叶提取物延长了血浆 APTT、PT、TT，降低了高岭土对 FⅫ 的激活作用。各组分活性实验结果显示，50%~100%的甲醇组分包含着关键的活性物质，其中，70%的甲醇组分有明显的抗凝血作用，而 100%的甲醇组分虽然对 APTT、PT、TT 没有影响，但是在无 $CaCl_2$ 的条件下，该组分有显著的凝血效应，导致纤维蛋白的持续性生成。对 70% 的甲醇组分分析发现了 6 种含量较高的组分，分别为：异戊酸冰片酯、紫花牡荆素、棕矢车菊素、伞形花内酯、5,6,4′-三羟基-7,3′-二甲氧基黄酮和丁香酚。因此，以上几种物质可能是其药效物质。

第五节　平喘、镇咳和祛痰

艾叶及其挥发油具有较好的平喘、镇咳和祛痰的功效，早在 20 世纪 70 年代就用蒸馏法提取艾叶油，制成胶丸或糖衣片用来治疗慢性气管炎或哮喘。

一、艾叶油平喘、镇咳和祛痰作用

浙江医科大学和湖北省中医进修学校（现湖北省中医药大学）在 20 世纪 70 年代开始，从家艾中提取得到黄色或淡绿色挥发油，制成叶油胶囊或糖衣片口服治疗慢性气管炎患者。艾叶挥发油对咳、痰、喘均有效，有效率在 80% 以上，应用艾叶油气雾剂对即时平喘有效率达 98.33%。动物药理研究发现，口服或艾叶油喷雾均能对抗因喷雾乙酰胆碱和组织胺引起的豚鼠哮喘发作。艾叶油也能抑制丙烯醛刺激豚鼠引起的咳嗽以及促进小白鼠和家兔的祛痰作用。谢强敏等（1999）也探讨了艾叶油扩张气道平滑肌、镇咳、祛痰的作用及机制。他们发现艾叶油对组胺和乙酰胆碱引起的豚鼠哮喘具有抑制作用，艾叶油能明显延长哮喘潜伏期，也能松弛静息豚鼠离体气管平滑肌，减少枸橼酸引起的豚鼠咳嗽反应，促使小鼠气道的酚红排泄，表明艾叶挥发油具有扩张气道平滑肌、镇咳、祛痰的作用。黄学红等（2006）采用小鼠引咳法和小鼠气道酚红排泄法观察艾叶油的镇咳、祛痰作用，通过测定慢性支气管炎大鼠肺溢流压力的变化，观察艾叶油对支气管的扩张作用，发现艾叶油可延长小鼠咳嗽潜伏期，呈剂量依赖地促进小鼠气道酚红排泄，降低肺溢流压力。魏国会等（2010）采用经卵蛋白致敏的哮喘小鼠气道炎症模型研究艾叶油的平喘作用，考察了艾叶油对支气管肺泡灌洗液（BALF）的影响。结果发现，艾叶油高剂量组对卵蛋白引起的小鼠哮喘，能明显减少 BALF 中白细胞总数（$P < 0.05$）和嗜酸性粒细胞（Eosinophil, Eos）计数

（$P<0.01$）。万军梅和郭群（2014）研究艾叶油的平喘作用，发现艾叶油具有舒张支气管平滑肌的作用，能明显舒缓氯化钡引起的离体豚鼠气管平滑肌的痉挛；通过雾化给药能明显延长豚鼠的引喘潜伏期，对乙酰胆碱和组胺诱发的豚鼠哮喘具有抑制作用。

二、艾叶油中的平喘有效成分

研究者还考察了艾叶油中的平喘有效成分。孙静芸（1982）对艾叶油的中沸点部位的平喘有效成分进行了深入的研究。从艾叶中提取的总挥发油核磁共振波谱法（nuclear magnetic resonance spectroscopy，NMR），经真空蒸馏、硅胶柱层析、传荷层析分离得9种成分。通过 MS、IR、NMR、GCMS-Comp 等鉴定，分别为 α-水芹烯、莰烯、α-雪松烯、反式-香苇醇、乙酸龙脑酯、榄香醇、异龙脑、α-萜品烯醇和香芹酮。药理实验证明反式-香苇醇和 α-萜品烯醇具有较强的平喘作用。唐法娣（1988，1991）证实了葛缕醇的天然品、合成品以及 β-丁香烯经胃-肠液转化后的化合物 β-丁香烯醇具有平喘作用。

三、艾叶油单体的平喘机制

陈季强（1985）和卞如濂（1987）分别利用不同的方法研究了 α-萜品烯醇的作用机制。陈季强（1985）测定豚鼠的潮气量（V）、呼吸气流速度（F）和胸内压（P），描记压力-流速（P-F）曲线和压力-容量（P-V）曲线，计算肺阻力（RL）和肺动态顺应性（Cdyn），发现，α-萜品烯醇对豚鼠组胺引喘、卵白蛋白主动致敏和 IgE 抗血清被动致敏豚鼠实验性哮喘的保护作用，并且用普萘洛尔、利血平等工具药初步分析其作用机理，发现其作用并非通过兴奋 β-肾上腺素受体，亦不受肾上腺素调节神经功能的影响。卞如濂（1987）则发现艾叶油平喘成分 α-萜品烯醇在豚鼠整体和离体实验中具有气道松弛作用，能升高气管平滑肌内 cAMP 含量，还有镇咳和祛痰作用。艾叶挥发油中含有 α-萜品烯醇，此成分能够作用于中枢，通过调节气管达到祛痰、平喘、镇咳的作用，从而治疗药物性哮喘，使组胺和乙酰胆碱引起哮喘的潜伏期延长，从而减少抽搐（魏国会等，2010）。

葛缕醇天然品、合成品对豚鼠离体气管平滑肌具有直接松弛作用，并有拮抗组胺、氨甲酰胆碱的平滑肌收缩作用（唐法娣，1988），而β-丁香烯醇对豚鼠离体气管平滑肌有直接松弛作用（唐法娣，1991）。

第六节　抗炎症

炎症是机体对各种损伤所发生的以防御为主的反应，是一种复杂的生理、病理过程。大多数疾病的始终都伴有炎症反应的发生。本节主要介绍艾叶中化学物质在炎症反应中的作用及机理。

一、艾叶挥发油抗炎症

艾叶挥发油有很强的抗炎活性。李波（2013）利用小鼠炎症早期模型（乙酸致小鼠腹腔毛细血管通透性增大模型、二甲苯致小鼠耳肿胀模型和角叉菜胶致小鼠足肿胀模型）、中期模型［羧甲基纤维素（CMC）致白细胞游走模型］和晚期模型（小鼠棉球肉芽肿模型）分别研究艾叶挥发油对不同时期炎症小鼠的干预作用。他们发现不同剂量的艾叶油对早期炎症模型小鼠有显著的抑制作用，而且高剂量组表现出极显著的抑制作用。在中期和晚期炎症模型小鼠中仅高剂量组有一定的抑制作用，表明艾叶油发挥其抗炎作用主要体现在对炎症早期的抑制作用。艾叶油在炎症早期的抗炎作用是通过抑制细胞生长和调节因子前列腺素 E2（prostaglandin E2，PGE2）的生成和释放、减少 MDA 的生成和抑制诱导型 NO 合酶（iNOS）的活力来实现的。张枢等（2011）研究艾叶挥发油对变应性鼻炎大鼠血清中 IgE、IL-4 和 IL-5 含量的影响。实验设正常对照组、模型组、治疗组和阳性药对照组，每组 10 只大鼠。实验组用卵蛋白（OVA）、氢氧化铝和灭活百日咳杆菌皮下注射致敏，用 10%的卵蛋白生理盐水溶液滴鼻激发，建立 AR 模型。模型组大鼠鼻喷嚏平均次数明显多于正常对照组、治疗组和阳性对照组（$P < 0.05$）；模型组大鼠 PCA 试验阳性率为 92%，其余 3 组全部表现为阴性；模型组 IgE 均显著高于正常对照组（$P < 0.05$）；治疗组 IgE、IL-4、IL-5 均显著低于模型组（$P < 0.05$）；治疗组各项指标与阳性对照组比较差异无统计学意义，

表明艾叶挥发油可降低 AR 大鼠血清中 IL-4、IL-5 和 IgE 含量，减轻鼻黏膜变应性炎症。

艾叶挥发油里面的成分 1,8-桉叶素、樟脑和龙有抗炎活血的作用，能显著抑制早期小鼠炎症反应（Ge 等，2016）。艾叶倍半萜聚合物 artemisiane B 可通过抑制诱导型一氧化氮合酶的表达，抑制炎症反应（Xue 等，2019）。还有研究表明，艾叶油中的成分 2-萜品烯醇和葛缕醇能抑制大鼠被动皮肤过敏反应和 5-羟色胺引起的皮肤血管渗透性增强抑制豚鼠肺组织释放 SRS-A 和由 SRS-A 引起的豚鼠回肠收缩（骆和生，1991）。

二、艾叶水煎液抗炎症

张正兵等（2017）观察艾叶水提取液对二甲苯致炎小鼠的抗炎作用影响。采用二甲苯致小鼠耳廓肿胀的方法制备小鼠炎症模型，以艾叶水提液组（80mg/kg）连续灌胃给药 3 天，吲哚美辛（0.05mg/kg）为阳性对照，以打孔后左右耳的重量差为肿胀度，并计算肿胀抑制率，以肿胀抑制率为指标衡量艾叶水提液的抗炎作用效果。发现艾叶水提物对二甲苯致炎小鼠有明显的抗炎症用，肿胀抑制率为 60.41%，与模型组相比具有显著性差异（$P < 0.05$），而阳性对照组肿胀抑制率为 42.48%，提示艾叶水提液的抗炎作用优于阳性组。

Shin 等（2017）研究了艾叶化学物质对脂多糖诱导的急性肺损伤小鼠模型中气道炎症的影响。艾叶提取物处理后，显著减少了支气管肺泡灌洗液中的炎症细胞，并降低了诱导型一氧化氮合酶表达和核因子 κB（NF-κB）磷酸化，抑制了脂多糖滴注引起的炎性细胞浸润进入支气管周围和肺泡病变。

三、黄酮类抗炎症

Li 等（2018）利用大鼠研究了艾叶提取物对胃黏膜的保护作用及其机制。乙醇诱导后，大鼠的胃黏膜出现溃疡，平均溃疡面积为（57.125±10.011）mm^2。用 0.3g/mL、0.1g/mL 和 0.033g/L 的艾叶提取物处理后，溃疡面积分别缩小到（5.25±2.13）mm^2（抑制率为 90.80%）、（12.625±3.515）mm^2（抑制率为 77.90%）和（28.000±7.908）mm^2（抑制率为 50.98%）。在 0.1g/mL 的剂量下，艾叶提取物与奥美拉唑的保护效率相当，而在 0.3g/mL 的剂量下，艾叶提取物优于奥美拉唑的保护效率。进一步研究发现，艾叶提取物明显降低组织中和血清中的炎性因子 IL-1β 及 TNF-α 的表达，说明艾叶提取物对胃黏膜损伤的强保护作用与其抗炎症能力密切相关。同时，在原代巨噬细胞 264.7 中，艾叶中分离得到的黄酮类化合物异泽兰黄素、棕矢车菊素、槲皮素柚皮素、山奈酚、芹菜素和木樨草素分别对脂多糖诱导的促炎症细胞因子，如 NO、PGE2、TNF-α 和 IL-6均有抑制作用。表明艾叶中的黄酮类化合物具有抗炎症的作用。

第七节　其他

一、糖尿病

Jung 等（2007）发现，魁蒿两个变种的乙醇提取物均可以改善 2 型糖尿病小鼠的葡萄糖稳态。尹美珍等（2015）采用 80% 乙醇回流提取、去离子水提取方法和乙醇沉淀法，从艾叶的水提液中获得艾叶多糖粗品，用去离子水配制 3 种不同浓度的艾叶多糖溶液，并用链脲佐菌素造 1 型糖尿病模型，测定血糖胰岛素含量和肝糖原水平。结果显示，艾叶多糖不仅能明显降低糖尿病小鼠的血糖，还能改善糖耐量，且其高剂量组的降血糖效果更好。尚喜雨等（2020）利用购自西安旭煌生物技术有限公司的艾叶提取物研究其对 2 型糖尿病小鼠的血糖情况。研究发现，用高、中、低剂量的艾叶提取物灌胃处理后的糖尿病小鼠的空腹血糖分别低于模型组，而空腹胰岛素与肝糖原水平高于模型组。同时，用高、中、低剂量的艾叶提取物灌胃处理后的小鼠的超氧化物歧化酶活性分别高于模型组，丙二醛水平分别低于模型组。说明艾叶提取物具有一定降血糖作用，可能是通过提高小鼠体内超氧化物歧化酶活性、降低丙二醛，从而减轻氧化应激对糖尿病小鼠造成的损伤。因此，艾叶多糖是艾叶降糖的活性成分，可以改善 1 型糖尿病小鼠，也可以改善 2 型糖尿病小鼠的血糖浓度。

Xiao 等（2019）以甲醇为溶剂，提取艾草的化学成分，发现甲醇提取物能够抑制 α-葡萄糖苷酶的活性，其 IC_{50} 为 47.58μg/mL。进一步分离得到聚乙烯、乙酸乙酯、正丁醇和水的 4 个馏分。通过检测血糖水平、口服葡萄糖耐量和小肠 α-葡萄糖苷酶抑制试验发现，4 个馏分中的乙酸乙酯部分能明显降低血糖，60min 时血糖降低了 49.07%。在此基础上继续分离提取，获得了 5 种化合物，其中的苯丙素类成分异绿原酸 B、异绿原酸 A、异绿原酸 C 和 3,4,5-三咖啡酰奎宁酸（3,4,5-tricaffeoylquinic acid）对 α-葡萄糖苷酶抑制的 IC_{50} 分别为：42.09μmol/L、28.58μmol/L、82.7μmol/L 和 10.79μmol/L。Kang 等（2019）则研究发现，在高脂肪饮食诱导的小鼠中，异绿原酸 C 可以通过增加胰岛素降解酶的表达来抑制 β 淀粉样蛋白积累，从而阻止细胞凋亡。表明艾草中含有抑制潜在糖尿病的活性物质，艾叶提取物在糖尿病活性作用值得进一步研究。

二、增生性瘢痕生长

刘谋升等（1990）用复方艾叶煎（艾叶 15g、老松皮 30g、威灵仙 15g 和红花 10g 组成）浸洗合并丁艾油（艾叶 30g、丁香 50g、红花 20g 和冰片 6g 组成）临床治疗烧伤疤痕增生及创面疹痒症 56 例 132 处创面。发现临床治愈（疤痕得到控制或消失，痒痛消失者）9 例，显效（疤痕充血减退，呈糠屑样脱落，痒痛消失者）25 例，有效（痒痛减轻，疤痕无变化者）19 例，无效（症状无改善者）3 例，总有效率为 94.7%。

增生性瘢痕主要表现为多种纤维化因子的过度表达，胶原蛋白等细胞外基质过度合成和降解减少。李响等（2017）发现异泽兰黄素作用于瘢痕组织成纤维细胞 24h 后，降低瘢痕组织成纤维细胞的活力。10.0μg/mL 的异泽兰黄素处理细胞 24h 能促进细胞内 ROS 生成和细胞凋亡，细胞凋亡率为（47.20±1.60）%。检测异泽兰黄素对 c-Jun 氨基末端激酶（JNK）通路相关的蛋白的影响发现，异泽兰黄素促进 JNK 磷酸化水平和 Bcl2 表达水平，NK 磷酸化水平为对照的（3.12±0.25）倍，Bcl2 磷酸化水平为对照的（2.84±0.22）倍。磷酸化 JNK 和 Bcl2 的表达水平明显增加，表明异泽兰黄素能够激活 JNK/Bcl2 通路。表明异泽兰黄素通过诱导 ROS 的产生，促进了 JNK 磷酸化从而激活 JNK/Bcl2 信号通路，继而诱导瘢痕成纤维细胞凋亡，抑制了瘢痕成纤维细胞的生长。吴志贤等（2019）则进一步探讨 PDGFβ 和 ERK 通路在异泽兰黄素促进增生性瘢痕成纤维细胞凋亡中的作用，发现 PDGFβ 在增生性瘢痕组织中高表达，异泽兰黄素介导 PDGFβ 抑制增生性瘢痕成纤维细胞活力。异泽兰黄素介导 PDGFβ 促进增生性瘢痕成纤维细胞凋亡。异泽兰黄素处理增生性瘢痕成纤维细胞后，PDGFβ、p-ERK 和 Bcl2 的蛋白表达水平明显增加，表明异泽兰黄素能够抑制 PDGFβ/ERK 通路，而过表达 PDGFβ 能够抑制瘢痕成纤维细胞凋亡，促进 p-ERK 和 Bcl2 的蛋白表达水平，证明异泽兰黄素是通过抑制 PDGFβ/ERK 通路而诱导增生性瘢痕成纤维细胞凋亡。

三、心肌细胞损伤

王中晓等（2021）制备阿霉素（doxorubicin，DOX）诱导的 H9C2 心肌细胞损伤模型，研究艾叶提取物对心肌细胞损伤的影响及机理。他们发现，与对照组相比，DOX 组细胞存活率、抗氧化相关酶 SOD 和 GSH-Px、细胞自噬标志物 LC3$^+$ 和 LC3Ⅱ/LC3Ⅰ 比值以及 AMPK/mTOR/ULK1 通路相关蛋白磷酸化水平显著降低（$P < 0.05$），而细胞凋亡率、炎症因子 TNF-α 和 IL-6、促细胞炎症抑制 P65 的入核数、MDA、自噬降解标志物（SQSTM1）、细胞凋亡蛋白 Cleaved Caspase 3 和 Cleaved Caspase 9 蛋白水平显著升高（$P < 0.05$）；与 DOX 组相比，DOX+艾叶提取物（1g/mL）组和 DOX+艾叶提取物（3g/mL）组细胞存活率、SOD、GSH-Px、LC3+、LC3Ⅱ/LC3Ⅰ、AMPK/mTOR/ULK1 通路相关蛋白磷酸化水平显著升高（$P < 0.05$），凋亡率、TNF-α、IL-6、P65 的入核数、MDA、SQSTM1、Cleaved Caspase 3 和 Cleaved Caspase 9 表达水平显著降低（$P < 0.05$）。与体外实验结果相一致，体内实验也证实艾叶提取物抑制 DOX 诱导的大鼠心肌细胞凋亡、炎症反应、氧化应激水平，促进 AMPK/mTOR/ULK1 通路介导的心肌细胞自噬。

四、增强免疫力

尹美珍等（2013）还研究艾叶多糖对脾细胞的免疫活化作用。将脾细胞分别与 500μg/mL、100μg/mL 以及 10μg/mL 艾叶多糖共孵育，采用 MTT 法检测不同浓度的多糖对脾细胞增殖的影响，对诱导剂 ConA 或 LPS 促 T 细胞、B 细胞增殖的影响，以及对 NK 细胞杀伤肿瘤细胞的影响。100μg/mL 和 500μg/mL 艾叶多糖使脾细胞的数量明显增多，对 ConA 和 LPS 诱导 T、B 细胞增殖有明显的促进作用，可明显增强 NK 细胞对靶细胞的杀伤力。表明艾叶多糖对体外小鼠脾细胞具有免疫增强作用。

五、抗过敏

蒋涵等（2005）研究蕲艾挥发油的抗炎、抗过敏和镇痛作用时发现，挥发油能抑制2,4-二硝基氯苯诱导的迟发性超敏反应。将1%的2,4-二硝基氯苯溶液0.1mL均匀涂抹于鼠腹部去毛部位致敏。致敏后将小鼠药物组灌服艾油0.5mL/kg，对照组蒸馏水等容量灌胃5天，用2,4-二硝基氯苯溶液0.05mL均匀涂抹于小鼠左耳正反两面，进行攻击。24h后颈椎脱臼处死小鼠，沿耳廓剪下两耳，两耳重叠，用直径8mm的打孔器打孔，取圆片称重，以左右耳片质量之差作为肿胀度，计算肿胀抑制率。致敏对照组小鼠耳片肿胀度为4.86mg，给药组小鼠耳片则为0.59mg。艾叶挥发油的抑制率达到95%。谢强敏等（1999）也发现艾叶油具有抗过敏作用，艾叶油抑制致敏豚鼠气管 Schultz-Dale 反应（IC_{50} 为98.6mg/L）；明显降低组胺或氨甲酰胆碱引起的豚鼠气管收缩 pD2 值（IC_{50} 为100mg/L），明显抑制大鼠被动皮肤过敏（IC_{50} 为0.22g/kg）和5-羟色胺引起的大鼠皮肤毛细血管通透性增强反应（IC_{50} 为0.52g/kg）；抑制豚鼠肺组织释放SRS-A（IC_{50} 为49.7mg/L），拮抗 SRS-A 对豚鼠回肠的收缩（IC_{50} 为34.9mg/L）。艾叶油具有抗过敏作用，对呼吸道过敏反应有保护作用，是其治疗支气管哮喘和慢性气管炎作用机制之一。

参考文献

卞如濂，周汉良，谢强敏，等，1987. 新平喘药 α-萜品烯醇的药理作用 [J]. 中国药理学通报，3（5）：323.

陈季强，杨秋火，卞如濂，1985. α-萜品烯醇对豚鼠肺机械功能的影响 [J]. 药学学报（3）：161-166.

陈玉梅，薛晓丽，孔令瑶，等，2011. 艾蒿挥发油的提取及体外抑菌活性

[J]．吉林农业科技学院学报，20（2）：1-3．

戴喜末，熊子文，罗丽萍，2011．响应面法优化野艾蒿多糖的超声波提取及其抗氧化性［J］．研究食品科学，32（8）：93-97．

戴小军，2006．艾叶提取物体外抗肿瘤作用的实验研究及机理探讨［D］．扬州：扬州大学．

丁圆平，刘靖怡，田洋，等，2019．艾叶挥发油对A549细胞的抑制作用［J］．中成药，41（9）：2 063-2 068．

韩轶，戴璨，汤璐瑛，2005．艾叶挥发油抗病毒作用的初步研究［J］．氨基酸和生物资源（2）：14-16．

何瑾瑜，祁海燕，杨跃青，等，2018．异泽兰黄素对肝癌细胞SK-HEP-1增殖、凋亡以及作用机制的影响［J］．临床和实验医学杂志，17（24）：2 602-2 606．

何姿，夏道宗，吴晓敏，等，2013．艾草总黄酮的提取工艺优化及抗氧化活性研究［J］．中华中医药学刊，31（7）：1 550-1 552．

洪宗国，周西友，伊定，等，1995．蕲艾油抑菌作用研究［J］．中南民族学院学报：自然科学版（1）：57-59．

胡岗，尹美珍，喻昕，等，2015．艾叶多糖体外抗氧化作用研究［J］．时珍国医国药，26（11）：2 650-2 652．

胡倩，李静，刘大会，等，2021．艾叶总黄酮提取物体内外抗氧化活性研究［J］．食品工业科技，42（6）：304-309．

黄学红，谢元德，朱婉萍，等，2006．艾叶油治疗慢性支气管炎的实验研究［J］．浙江中医杂志（12）：734-735．

蒋涵，侯安继，项志学，等，2005．蕲艾挥发油的抗炎、抗过敏和镇痛作用［J］．医学新知杂志（2）：36-39．

李波，2013．艾叶油的抗炎活性研究［D］．太原：山西农业大学．

李长兰，2012．中药煮沸熏蒸在感染科病房空气消毒效果观察［J］．中医药临床杂志，24（7）：677-679．

李钦，2016．艾蒿总黄酮诱导人肝癌细胞株SMMC7721凋亡及相关调控基因

的研究 [D]. 南昌：南昌大学.

李瑞红，蒋雪松，2011. 艾条熏蒸空气消毒预防流感的临床观察 [J]. 中华
医院感染学杂志，21（8）：1 606-1 607.

李响，刘宏伟，梁杰，等，2017. 异泽兰黄素抑制瘢痕组织成纤维细胞增殖
的机制 [J]. 中国老年学杂志，37（22）：5 495-5 498.

李真真，2017. 艾叶乙酸乙酯部位的化学成分及其抗凝血活性研究 [D]. 新
乡：新乡医学院.

梁雪，2016. 苍术艾叶桉叶联合熏蒸在儿科病房空气消毒中的应用 [J]. 护
理实践与研究，13（1）：147-148.

刘谋升，1990. 复方艾叶煎浸洗法防治烧伤疤痕增生及创面瘙痒症56例小结
[J]. 湖南中医杂志（5）：8-9.

刘瑞，2019. 艾叶提取物异泽兰黄素诱导肝癌细胞凋亡机制的研究 [D]. 广
州：南方医科大学.

刘延庆，戴小军，高鹏，等，2006. 艾叶提取物抗肿瘤活性的体外实验研究
[J]. 中药材（11）：1 213-1 215.

刘艺秀，2019. 野艾蒿挥发油的提取工艺及抗氧化作用研究 [D]. 西安：陕
西科技大学.

鲁争，2011. 艾叶挥发油空气清新剂抑菌作用的研究 [J]. 时珍国医国药，
22（9）：2 179-2 180.

陆树桐，詹世林，陈建雄，2013. 艾叶水提取物对肝癌细胞的抑制作用及对
Bcl-2 和 HSP70 蛋白表达的影响 [J]. 重庆医学，42（33）：4 062-
4 063，4 066.

骆和生，1991. 中药方剂的药理与临床研究进展 [M]. 广州：华南理工大学
出版社.

骆阳，2013. 艾熏蒸加防感凉茶对流感的防控效果观察分析 [J]. 中国医学
创新，10（6）：19-20.

梅全喜，1999. 艾叶 [M]. 北京：中国中医药出版社.

努尔比耶·奥布力喀斯木，热娜·卡斯木，杨璐，等，2017. 艾叶挥发油化

学成分分析和抗真菌活性的研究 [J]. 新疆医科大学学报, 40 (9)：1 195-1 198, 1 202.

尚喜雨, 曲震理, 刘尚书, 等, 2020. 艾叶提取物对 2 型糖尿病小鼠血糖和氧化应激的影响 [J]. 中国现代医药杂志, 22 (5)：35-37.

施高翔, 汪天明, 吴生兵, 等, 2017. 艾叶挥发油诱导白念珠菌凋亡 [J]. 中国中药杂志, 42 (18)：3 572-3 577.

舒进, 陈荣娥, 2018. 苍术和艾叶及桉叶联合熏蒸在儿科病房空气消毒中的应用效果 [J]. 临床合理用药杂志, 11 (27)：127-128.

宋慧锋, 李佛兰, 郭德久, 等, 2018. 紫外线联合艾条熏蒸对血透室空气消毒效果的影响 [J]. 现代医学, 46 (10)：1 108-1 111.

孙静芸, 1982. 艾叶油新的平喘有效成分的研究 [J]. 中草药, 13 (6)：1-5.

孙伟, 肖家祁, 王淳凯, 等, 2005. 精油对人鼻咽癌细胞生长抑制的研究 [J]. 上海中医药杂志 (9)：53-55.

唐法娣, 卞如濂, 谢强敏, 等, 1991. β-丁香烯醇的药理研究 [J]. 中国药理学通报, 7 (2)：145.

唐法娣, 谢强敏, 卞如濂, 等, 1988. 葛缕醇平喘抗过敏作用的观察 [J]. 浙江医科大学学报, 17 (3)：115.

万军梅, 郭群, 2014. 艾叶油对豚鼠平喘作用的实验研究 [J]. 中国民族民间医药, 23 (9)：10-11.

王春杰, 2018. 艾叶挥发油抗肝癌作用研究及其 β-环糊精聚合物微球的制备 [D]. 郑州：郑州大学.

王珊珊, 成绍武, 宋祯彦, 等, 2017. 艾叶提取物激活凝血因子Ⅻ发挥止血活血功能 [J]. 中华中医药学刊, 035 (10)：2 488-2 492.

王珊珊, 徐昊, 陈青, 等, 2020. 艾叶提取物对凝血因子Ⅻ的作用机制和药效物质研究 [J]. 中国药理学通报, 36 (8)：1 152-1 157.

王晓娜, 2014. 异泽兰黄素抑制食管癌细胞 TE1 增殖的分子机制研究 [D]. 郑州：郑州大学.

王中晓，杨峰，张义堂，等，2021. 艾叶提取物在减轻 DOX 诱导的心肌细胞损伤中的作用和机制 [J]. 免疫学杂志，37（1）：17-25.

魏国会，杜梅素，宋宁，等，2010. 艾叶油的平喘作用研究：小鼠卵蛋白复制法 [J]. 时珍国医国药，21（1）：86-87.

文荣，2016. 野艾蒿中黄酮和萜类化合物对 HepG2 细胞 AMPK 和 LPIN1 表达的影响 [D]. 包头：内蒙古科技大学包头医学院.

吴爱须，李彦平，吴爱华，等，2010. 外科病房空气消毒方法的比较研究 [J]. 河北医药，32（13）：1 818-1 819.

吴芳，2016. 艾叶 EA 部位抗 HBV 活性成分分析 [D]. 郑州：郑州大学.

吴娜，2008. 艾蒿黄酮的提取分离纯化、结构鉴定及其抗氧化性研究 [D]. 武汉：华中农业大学.

吴生兵，曹健，汪天明，等，2015. 艾叶挥发油抗真菌及抗带状疱疹病毒的实验研究 [J]. 安徽中医药大学学报，34（6）：70-71.

吴志贤，李响，莫自增，等，2019. 异泽兰黄素通过 PDGFβ/ERK 信号通路抑制增生性瘢痕生长的机制探讨 [J]. 中国美容医学，28（7）：44-47.

谢强敏，卞如濂，杨秋火，等，1999. 艾叶油的呼吸系统药理研究 I，支气管扩张、镇咳和祛痰作用 [J]. 中国现代应用药学（4）：16-19.

熊子文，2011. 野艾蒿的化学组成及抗氧化、抑菌活性研究 [D]. 南昌：南昌大学.

徐秀红，谭晓梅，沈维，等，2017. 苍-艾熏蒸、苍-艾酊喷雾剂与紫外线对空气消毒的研究 [J]. 按摩与康复医学，8（1）：63-64，66.

许俊洁，卢金清，郭胜男，2017. 蕲艾挥发油的化学成分及其体外抗氧化活性研究 [J]. 中国医院药学杂志，37（1）：76-79，83.

杨梅，江丹，易筱，等，2009. 艾叶燃烧物清除自由基作用的观察 [J]. 中国针灸，29（7）：547-549.

杨文婷，黄士栩，翁德会，等，2017. 蕲艾挥发油体外抑菌作用及其机理 [J]. 北方园艺（23）：22-28.

叶白如，黄蔷薇，徐武敏，等，2017. 清艾条熏蒸联合紫外线照射对血透室空气消毒的效果观察［J］.中国中西医结合肾病杂志，18（1）：68-69.

易筠，2011.蕲艾鞣酸的提取分离、药理研究和结构鉴定［D］.武汉：中南
　　民族大学.

尹彬彬，2015.艾叶有效成分的提取及生物活性研究［D］.合肥：合肥工业
　　大学.

尹美珍，胡岗，苏振宏，等，2013.艾叶多糖对体外小鼠脾细胞的免疫增强
　　作用［J］.时珍国医国药，24（10）：2 569-2 570.

尹美珍，胡岗，苏振宏，等，2015.艾叶多糖I型糖尿病小鼠的降血糖作用
　　［J］.时珍国医国药，26（9）：2 072-2 074.

尹美珍，阮启刚，肖安菊，等，2011.艾叶水提物的分离提取及其抗肝癌活
　　性研究［J］.时珍国医国药，22（12）：2 898-2 899.

游思湘，何湘蓉，隆雪明，等，2011.艾叶挥发油体外抗菌作用研究［J］.
　　中兽医医药杂志，30（3）：18-20.

于凤蕊，2012.醋艾炭炮制原理初步研究［D］.济南：山东中医药大学.

喻昕，尹美珍，王静晖，等，2014.艾叶多糖的直接及免疫协同抗肿瘤作用
　　［J］.湖北理工学院学报，30（3）：53-56.

张枢，王宇，张宇，2011.艾叶挥发油治疗大鼠变应性鼻炎的实验研究［J］.
　　中国免疫学杂志，27（9）：787-789.

张袁森，张琳，倪娜，等，2010.艾叶的体外凝血作用实验研究［J］.天津
　　中医药（2）：156-157.

张正兵，蔡俊生，王素军，等，2017.艾叶水提液对二甲苯致炎小鼠的抗炎
　　作用研究［J］.临床医药文献电子杂志，4（48）：9 318-9 319.

赵志鸿，王丽阳，郑立运，等，2015.艾叶挥发油对HBV的抑制作用［J］.
　　郑州大学学报（医学版），50（2）：301-304.

钟伟枫，刘思平，陈南辉，等，2018.异泽兰黄素对肾癌786-O细胞增殖的抑
　　制作用及分子机制［J］.国际医药卫生导报，24（16）：2 403-2 408，2 416.

钟裕容，崔淑莲，1992.艾叶抑制血小板聚集有效成分的研究［J］.中国中
　　药杂志（6）：353-354，383.

周伯通，万方杨，1981. 艾叶、丹参对体外血液凝固的影响［J］. 湖南医学院学报（1）：32-35.

朱红霞，李鹏，朱英慧，等，2018. 太行山野生艾蒿挥发油抗菌活性研究［J］. 湖北农业科学，57（4）：60-64.

BAO X L, YUAN H H, WANG C Z, et al. , 2013. Antitumor and immunomodulatory activities of a polysaccharide from *Artemisia argyi* ［J］. Carbohydrate Polymers, 98（1）: 1 236-1 243.

CHO J H, LEE J G, YANG Y I, et al. , 2011. Eupatilin, a dietary flavonoid, induces G2/M cell cycle arrest in human endometrial cancer cells ［J］. Food and Chemical Toxicology, 49（8）: 1 737-1 744.

CHOI E J, OH H M, WEE H, et al. , 2009. Eupatilin exhibits a novel anti-tumor activity through the induction of cell cycle arrest and differentiation of gastric carcinoma AGS cells ［J］. Differentiation, 77（4）: 412-423.

GE Y B, WANG Z G, XIONG Y, et al. , 2016. Anti-inflammatory and blood stasis activities of essential oil extracted from Artemisia argyi leaf in animals ［J］ Journal of Natural Medicines, 70: 531-553.

GUAN X, GE D P, LI S, et al. , 2019. Chemical composition and antimicrobial activities of *Artemisia argyi* Lév. et Vant essential oils extracted by simultaneous distillation-extraction, subcritical extraction and hydrodistillation ［J］. Molecules, 24（3）: E483.

JUNG U J, BAEK N I, CHUNG H G, et al. , 2007. The anti-diabetic effects of ethanol extract from two variants of *Artemisia princeps* Pampanini in C57BL/KsJ-db/db mice ［J］. Food and Chemical Toxicology, 45: 2 022-2 029.

KHAN M, YU B, RASUL A, et al. , 2012. Jaceosidin induces apoptosis in U87 glioblastoma cells through G2/M phase arrest ［J］. Evidence-based Complementary and Alternative Medicine, 2012: 1-12.

KIM D H, NA H K, OH T Y, et al. , 2004. Eupatilin, a pharmacologically active flavone derived from Artemisia plants, induces cell cycle arrest in ras-transformed human mammary epithelial cells [J]. Biochemical Pharmacology, 68: 1 081-1 087.

KIM D H, NA H K, OH T Y, et al., 2005. Eupatilin inhibits proliferation of ras-transformed human breast epithelial (MCF-10A-ras) cells [J]. Journal of Environmental Pathology Toxicology and Oncology, 24: 251-259.

KIM M J, KIM D H, NA H K, et al., 2005. Eupatilin, a pharmacologically active flavone derived from Artemisia plants, induces apoptosis in human gastric cancer (AGS) cells [J]. Journal of Environmental Pathology Toxicology and Oncology, 24: 261-269.

LEE H G, YU K A, OH W K, et al., 2005. Inhibitory effect of jaceosidin isolated from *Artemisia argyi* on the function of E6 and E7 oncoproteins of HPV 16 [J]. Journal of Ethnopharmacology, 98: 339-343.

LI S, ZHOU S B, YANG W, et al. 2018. Gastro-protective effect of edible plant *Artemisia argyi* in ethanol-induced rats via normalizing inflammatory responses and oxidative stress [J]. Journal of Ethnopharmacology, 214: 207-217.

LI Y Y, WU H, DONG Y G, et al., 2015. Application of eupatilin in the treatment of osteosarcoma [J]. Oncology Letters, 10 (4): 2 505-2 510.

PARK B B, YOON J S, KIM E S, et al., 2013. Inhibitory effects of eupatilin on tumor invasion of human gastric cancer MKN-1 cells [J]. Tumor Biology, 34 (2): 875-885.

PARK J Y, PARK D H, JEON Y, et al., 2018. Eupatilin inhibits angiogenesis-mediated human hepatocellular metastasis by reducing MMP-2 and VEGF signaling [J]. Bioorganic & Medicinal Chemistry Letters, 28 (19): 3 150-3 154.

SEO H J, SURH Y J, 2001. Eupatilin, a pharmacologically active flavone derived from *Artemisia* plants, induces apoptosis in human promyelocytic leukemia cells [J]. Mutation Research: Genetic Toxicology and Environmental Mutagenesis, 496: 191-198.

SEO J M, KANG H M, SON K H, et al. , 2003. Antitumor activity of flavones i-solated from *Artemisia argyi* [J]. Planta Medica, 69 (3): 218-222.

SHIN N R, RYU H W, KO J W, et al. , 2013. *Artemisia argyi* attenuates airway inflammation in ovalbumin-induced asthmatic animals [J]. Journal of Ethno-pharmacology, 209: 108-115.

WANG Y, HOU H, MING L, et al. , 2016. Anticancer effect of eupatilin on gli-oma cells through inhibition of the Notch-1 signaling pathway [J]. Molecular Medicine Reports, 13 (2): 1 141-1 146.

XIAO J Q, LIU W Y, SUN H P, et al. , 2019. Bioactivity-based analysis and chemical characterization of hypoglycemic and antioxidant components from *Arte-misia argyi* [J]. Bioorganic Chemistry, 92: 103 268.

XUE G M, ZHU D R, ZHU T Y, et al. , 2019. Lactone ring-opening secogua-ianolide involved heterodimers linked via an ester bond from *Artemisia argyi* with NO inhibitory activity [J]. Fitoterapia, 132: 94-100.

ZHONG W F, WANG X H, PAN B, et al. , 2016. Eupatilin induces human renal cancer cell apoptosis via ROS-mediated MAPK and PI3K/AKT signaling pathways [J]. Oncology Letters, 12 (4): 2 894-2 899.

第六章 艾草内生菌的多样性及活性代谢产物

药材中有效成分的含量受到生长环境和内部微环境的影响，尤其是内生菌对药材的品质具有重要影响（郭顺星，2018）。植物内生菌是指在其生活史的至少一个阶段存活于植物组织内部，而又不引发宿主植物表现出明显感染症状的微生物类群（Hallmann et al.，1997）。由于内生菌和宿主经长期的协同进化形成了互惠互利的关系，二者在代谢和理化方面存在密切的合作，植物为内生菌生长提供必需的能量和营养，而内生菌通过自身的代谢或信号传导作用对植物的生长和次生代谢物质的合成产生影响。植物内生菌拥有特殊的生态环境，可能存在特殊的代谢途径，是结构新颖、活性多样的天然产物的重要来源，因此植物内生菌成为药学和农业领域的研究热点。

研究表明内生菌可以产生与宿主相同或相似的代谢产物（Li et al.，1996），因此可以利用内生菌发酵培养获得药用活性物质来替代稀缺珍贵、生长周期慢的宿主植物，成为寻找新药源的热点资源。目前已经报道的来自内生菌的活性次生代谢产物约有 22 000 种，其中有 38% 来自内生真菌（Xing et al.，2011；Higginbotham et al.，2013），包括生长激素及抗癌抗炎、抗阿尔茨海默病、抗真菌和细菌、抗病毒、抗糖尿病、免疫抑制剂等化合物（Wang et al.，2014；Moreno et al.，2011）。艾草疗效独特，艾草内生菌的研究也受到了越来越多的关注，从中开发有价值的微生物是满足医药生产和生物防治等方面的有效途径。

第一节 艾草内生菌的分离和鉴定方法

一、艾草的表面消毒方法

采集健康新鲜的艾草，用流动的自来水冲洗样品表面的泥土污物，晾干后放置在超净台中，然后按以下消毒时间和消毒试剂分别对艾草的根、茎、叶等进行表面消毒：对于叶片、花等易于破损的组织，可用75%酒精浸泡1~2min，无菌水冲洗3次，然后用3%的次氯酸钠浸泡2~3min，75%酒精清洗30s，最后用无菌水冲洗5次（刘淼等，2019）；对于较硬根茎，一般剪成1cm左右的小段后用75%酒精浸泡5min，无菌水冲洗1次，然后用10%的次氯酸钠浸泡5min，无菌水冲洗5次（史晓晶等，2014）。

二、表面消毒效果的检验

在分离内生菌的过程中，一般设两类空白对照实验，以保证所得菌株为植物内生菌。第一类空白对照：在分离内生菌的过程中，在超净工作台内放置3个敞开盖子的分离平板，然后放入培养箱27℃培养5~7天，没有出现任何杂菌，则证明了超净工作台中的无菌环境。

第二类空白对照一般有两种方法，用于检测植物材料表面消毒是否彻底。一是漂洗液检验法，把最后一次漂洗植物材料的无菌水涂布于分离培养基平板上，于27℃培养5~7天。二是组织印迹法，将经过表面灭菌的植物材料放入分离培养基平板，使表面灭菌材料与培养基接触约20s后，移去灭菌的植物组织，于27℃培养5~7天。分离培养基平板经培养后，若无任何菌落出现，表明植物材料表面消毒彻底，表面菌已被完全杀死，植物组织长出的菌均为内生菌。否则，说明植物表面灭菌不完全（罗晓宏，2013）。

三、植物内生菌的分离

采用组织块法，取艾草的茎、叶、根及花等，用解剖刀或无菌剪刀将茎和根切成5mm的小段（用无菌刀面削去外层组织和木质部，将韧皮组织用无菌剪刀剪成小块），叶片和花切成3mm×3mm的小片，用灭过菌的镊子移放在分离培养基上，每皿均匀放置3~4块，28℃恒温培养（刘淼等，2019）；或者采用组织研磨法，将消毒后的组织置于研钵中，加入10mL无菌水研碎成汁液，静置后，吸取每皿100mL汁液涂于分离培养基上（徐亚军等，2013；史晓晶等，2014）。

四、植物内生菌的纯化

当观察到分离培养基平板中组织块边缘有菌丝或菌落长出后，用接种针挑取少许菌落边缘的菌丝接入到新的培养基平板中（挑取的菌丝块越小越好）以分离获得内生真菌，或用接种针挑取少许菌落以平板划线法接种到新的培养基中以分离获得内生细菌；培养皿倒置于培养箱中28℃恒温培养，多次纯化后得到单一内生菌菌落。

五、植物内生菌的保藏

将分离并纯化好的内生菌进行菌株编号，观察记录其菌落形态，包括菌落大小、菌落颜色、菌落边缘形态及其生长速度等，短时间保存可采用斜面保存法，将内生菌接种于斜面培养基上，在28℃培养箱中恒温培养4~7天，然后放入4℃冰箱中保存；长时间保存则采用甘油管保存法，取1mL 20%甘油加入2mL冻存管中，将菌株培养至最佳状态，将3~5块菌块或培养液放入2mL冻存管中，加入终浓度为20%的甘油，−20℃预冻24h，然后转移至−80℃长期保存。

六、植物内生菌的鉴定

在培养基中生长至最佳状态的内生菌，根据其生理生化和菌落特征进行形态鉴定。也可以提取总DNA，用PCR扩增测序的方法鉴定。真菌利用通用引物ITS1/ITS4进行ITS基因的扩增（刘淼等，2019）；细菌利用通用引物27-F/1492-R进行16S rRNA基因的扩增（宁爽，2019）。PCR产物进行测序后，将测序结果与NCBI数据库中的基因序列进行Blast比对，选出亲缘关系最密切的序列，利用MEGA 7.0软件对内生菌进行系统进化分析来进行分子鉴定。

第二节 艾草内生菌的多样性

一、细菌

徐亚军等（2013）从野生艾草的根茎叶部位分离出内生细菌共 68 株，其中 3 株抑制病原菌效果最明显的菌株，结合生理生化特性、菌落特征、细胞形态特征和 16S rDNA 测序分析结果，菌株 L8、S11 和 R6 分别鉴定为枯草芽孢杆菌（*Bacillus subtilis*）、蜡样芽孢杆菌（*Bacillus cereus*）、多黏类芽孢杆菌（*Paenibacillus polymyxa*）。

二、放线菌

放线菌可产生大量的、种类繁多的抗生素。据估计，全世界共发现的 4 000 多种抗生素中绝大多数是由放线菌产生。植物内生放线菌同样可以产生丰富的活性抑菌物质。近年来，从药用植物内生放线菌中寻找新的生物活性物质也日益受到重视。史晓晶等（2014）将艾草根茎接合部位表面消毒，分离纯化得到 10 株内生放线菌，其中 2 株具有较好的抑菌活性。Ac10 为被孢小多孢菌（*Micropolyspora angiospora*），Ac16 为天蓝褐链霉菌放线菌素变种（*Streptomyces coeruleofuscus var. actinomycini*）。

Zhang 等（2014）从采自河北涞水野三坡的艾草根中分离到一株内生放线菌 IXS4[T]，菌株的 16s rRNA 基因序列与 *Glycomyces mayteni* YIM 61331[T]（98.23%），*Glycomyces scopariae* YIM 56256[T]（98.00%），*Glycomyces sambucus* E71[T]（97.90%）和 *Glycomyces algeriensis* NRRL B-16327[T]（97.10%）最为相似。菌株 IXS4[T] 与亲缘关系最密切的模式菌株之间的 DNA 杂交值远低于 70%。该菌株的一些生理生化特性也与近缘种不同。菌株检测到的甲基萘醌含有 MK-10（H_2）和 MK-11（H_0）。肽聚糖主要是中二氨基庚二酸，全细胞单糖含有半乳糖、葡萄糖、甘露糖、木糖和核糖。主要的细胞脂肪酸为 iso-C14：0、iso-C15：0、iso-C16：0、anteiso-C15：0 和 anteiso-C17：0。基于遗传和表型特性，Zhang 等

（2014）证实该菌株 IXS4^T 代表了 *Glycomyces* 属的一个新物种，命名为 *Glycomyces artemisiae* sp. nov.，模式菌株为 IXS4^T。

三、真菌

罗晓宏（2013）从艾草叶中分离 12 株内生真菌，其中 111 806 菌株 HPLC 分析表明次生代谢产物丰富，分子生物学鉴定为极细链格孢（*Alternaria tenuissima*）。极细链格孢是常见的植物病原菌，对环境适应性强，宿主广泛，引起多种植物黑斑病害，给农业生产造成巨大损失。然而，极细链格孢也是常见的植物内生菌，在多种植物中分离到。如刘艳等（2012）从海南粗榧中分离得到 1 株产高三尖杉酯碱的菌株，经鉴定为链格孢属细极链格孢。

张冰洋（2017）从艾草中分离得到 5 株内生真菌，分子鉴定它们分别属于镰刀菌 *Fusarium* sp. XL-031、青霉剑杆菌 *Penicillium rapier* XL-032、橘青霉 *Penicillium citrinum* XL-033、尖孢镰刀菌 *Fusarium oxysporum* XL-034 和枝孢霉 *Cladosporium* sp. XL-035。

Cosoveanu（2016）从野生蕲艾根茎部分离出 43 株内生真菌，其中有一株产次生代谢物显红色，类似于红曲霉红曲红色素，命名为 HCH285 内生菌。

杨倩（2018）利用 ITS 测序分子鉴定和形态学鉴定相结合的方法确认内生真菌 HCH285 属于球黑孢霉菌（*Nigrospora sphaerica*）。

刘淼等（2019）从汤阴北艾的叶、茎中共分离得到 13 株内生真菌，分属于 3 属（链格孢属 *Alternaria*、耙齿菌属 *Irpex*、球毛壳属 *Chaetomium*）6 种（链格孢菌 *Alternaria* sp.、极细链格孢霉 *Alternaria tenuissima*、球毛壳菌 *Chaetomium globosum*、链格孢菌 *Alternaria alternata*、白菜黑斑病菌 *Alternaria brassicae*、白囊耙齿菌 *Irpex lacteu*），叶中的菌群丰富度要大于茎中。

Shi 等分别从湖北蕲春的艾草分离鉴定了内生真菌拟康宁木霉（*Trichoderma koningiopsis*）QA-3（Shi et al.，2017）和绿木霉（*Trichoderma virens*）QA-8（Shi et al.，2019），并对其化学成分进行分离鉴定，获得多种新的活性成分。

第三节 艾草内生菌的次生代谢产物

内生真菌次生代谢产物结构新颖、活性多样，已受到医药学、植物病理学、微生物学和化学等多个领域的高度重视。罗晓宏（2013）通过 HPLC、薄层色谱法（TLC）、高效液相色谱法（HPLC）对内生真菌次生代谢产物进行初筛，选择代谢丰富、产量高、易培养的菌株，并且利用多种显色剂，借助 TLC 分析，排除代谢产物单一、含量低的菌株。对次生代谢产物丰富、来源于艾草的 111 806 菌株（极细链格孢）进行深入研究。采用硅胶柱层析、反相硅胶柱层析、葡聚糖凝胶 LH-20 柱层析、制备高效液相以及重结晶等方法分离纯化得到 6 个化合物，利用各种现代波谱技术高分辨率电喷雾质谱（HR-ESI-MS）及与文献数据对比的方法鉴定这些化合物属于麦角甾类化合物（1~6）（图 6-1）。

张冰洋（2017）对艾草中获得的 5 株内生真菌小规模发酵的产物进行分析，选出次级代谢产物较为丰富的一株艾草内生真菌 *Penicillium rapier* XL-032 进行化学成分分析，共获得 12 个化合物：(22E)-5α,8α-epidioxyergosta-6,22-dien-3β-ol（1）、2β,9α-dihydroxy-5α-methoxyergosta-7,22-diene（2）、erogosterol（3）、22-diene-3,5,6,7-tetraol(3β,5α,6β,7α,22E)（4）、4-甲基苯-1,3-二氨基甲酸甲酯（5）、4,4′-二苯甲烷二氨基甲酸甲酯（6）、亚油酸甲酯（7）、2-butoxyethyl linoleate(8)、eupenicisirenins A(9)、杂色曲霉素（10）、3S,4R-二羟基-3-甲基戊烷-2-酮(11)和 3R,4R-二羟基-3-甲基戊烷-2-酮(12)（图 6-2）。

来自蕲艾内生真菌球黑孢霉菌 HCH285 的次生代谢物颜色为红色，颜色鲜艳、产量恒定且培育多代也没有减产现象（Cosoveanu et al.，2016）。杨倩（2018）对其次生代谢产物进行萃取，并分离纯化制备得到一种蒽醌骨架的天然色素产物卷线孢菌素（bostrycin）（图 6-3），这也是一种很好的抗癌化合物。

内生真菌拟康宁木霉 *Trichoderma koningiopsis* QA-3 分离自湖北蕲春的艾草，从菌株的乙酸乙酯提取物中分离和鉴定了 5 种新的真菌聚酮类化合物 1~5 ent-koninginin A（1）、1,6-di-epi-koninginin A9（2）、15-Hydroxykoninginin A（3）、10-deacetylkoningiopisin D（4）、koninginin T（5），以及两个已知的类似物 6 和 7

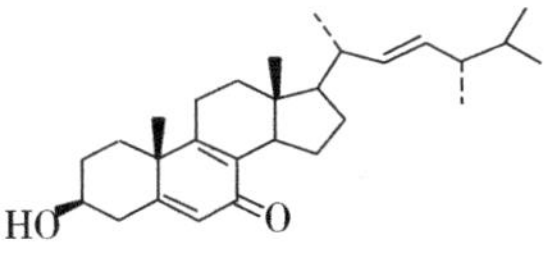

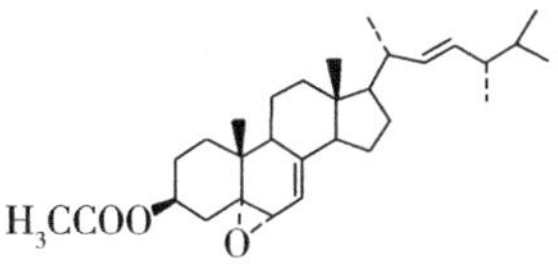

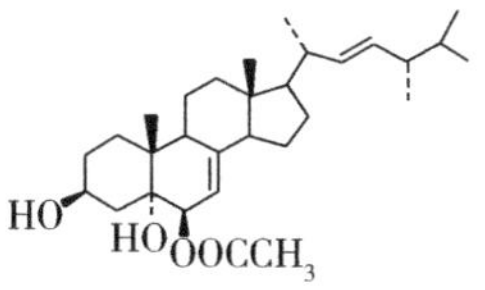

1　　2　　3

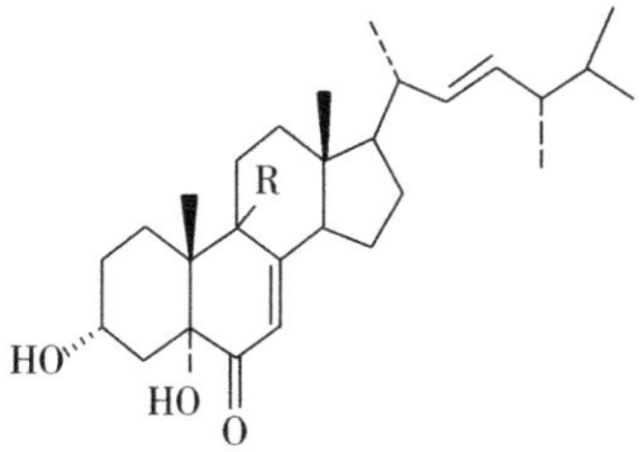

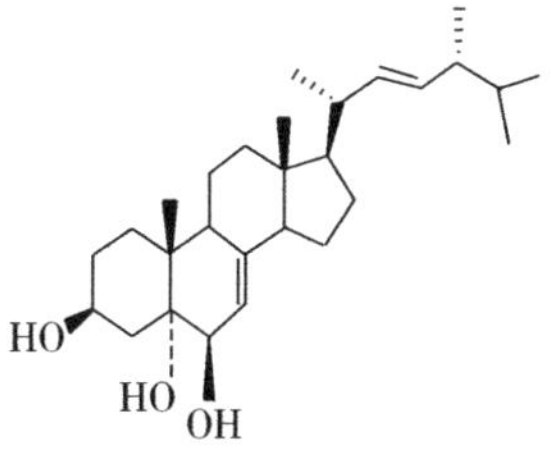

4 R=H　　6

5 R=OH

图 6-1　极细链格孢 111 806 菌株中麦角甾类化合物 1~6 的化学结构

koninginin L（6）、trichoketide A（7）。通过详细分析光谱数据阐述了这些化合物的结构，化合物 1~4 的结构和绝对构型已经 X 射线晶体学分析证实。化合物 1~3 是三环聚酮具有 octahydrochromene 骨架，结构中含有缩酮单元，化合物 4/7 和 5/6 分别是相关的双环和三环类似物（Shi et al.，2017）（图 6-4）。

分离自艾草的内生真菌绿木霉（*Trichoderma virens*）QA-8 菌株，其培养物的乙酸乙酯提取物在初步筛选时对海洋病原菌表现出较好的抗菌活性，通过对菌株的次级代谢产物进行深入的研究，分离和鉴定了 6 种新的倍半萜衍生物，trichocadinins B~G（1~6）（图 6-5）。通过对光谱数据分析，ECD（电子圆二色谱）计算和比旋光度确定了这些化合物的结构，化合物 1 和 3 的结构及绝对构型已经单晶 X 射线衍射分析证实。全部这些化合物具有 C-14 羧基官能团（Shi et al.，2019）。

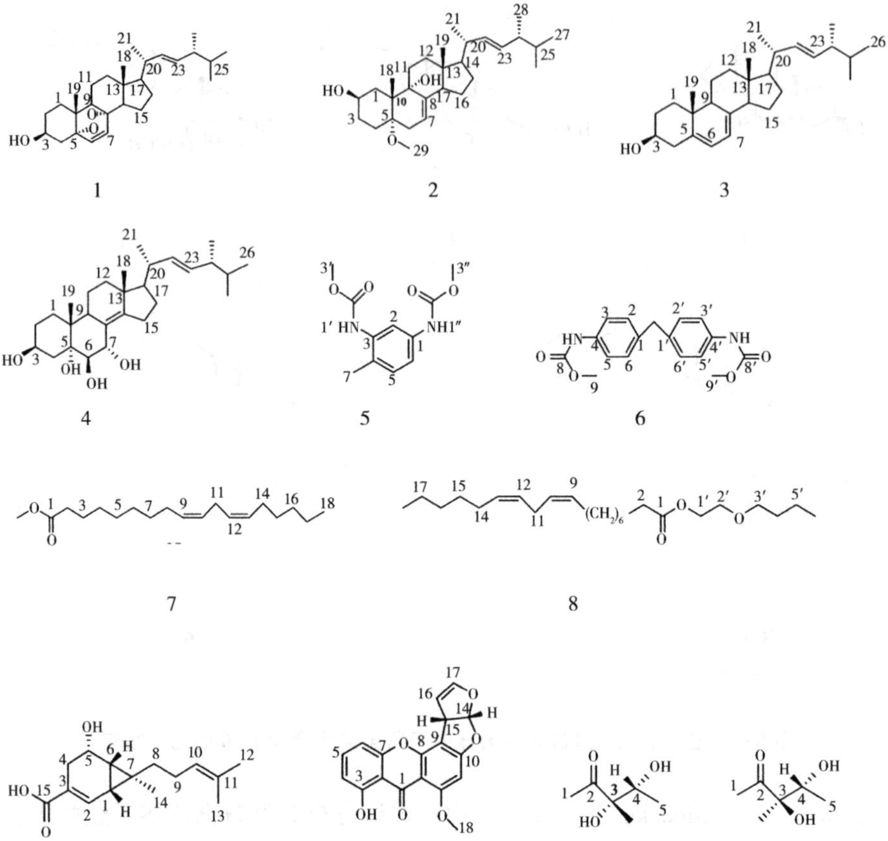

图 6-2 *Penicillium rapier* XL-032 代谢产物 1~12 的化学结构

Shi et al（2020a）对拟康宁木霉 *Trichoderma koningiopsis* QA-3 产生的化学成分进一步分析，从真菌提取物的极性组分获得了 14 个双环聚酮化合物（1~14）。其中 8 种是新的 koningin 衍生物 15-hydroxy-1,4,5,6-tetra-*epi*-koninginin G（1）、14-hydroxykoninginin E（2）、koningininU（3）、4′-hydroxykoninginin U（4）、koninginin V（5）、14-ketokoninginin B（6）、14-hydroxykoninginin B（7）、7-*O*-methylkoninginin B（8），6 种是已知的相关类似物 koningiopisin E（9）、

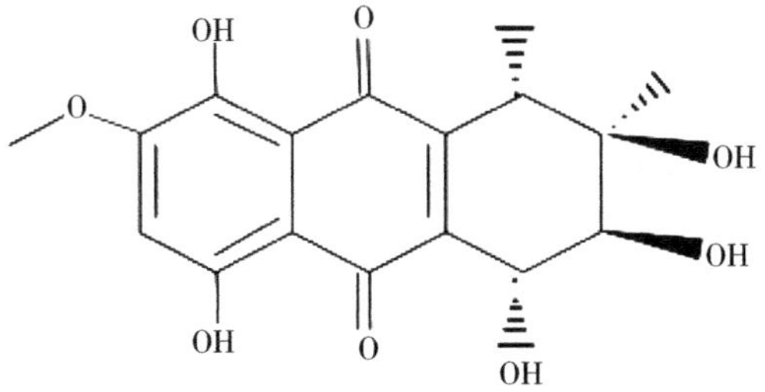

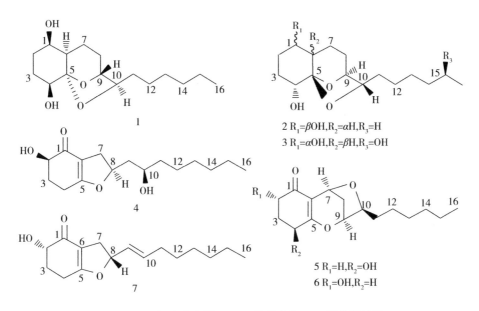

图6-3 球黑孢霉菌 HCH285 中 bostrycin 的化学结构

图6-4 拟康宁木霉 QA-3 代谢产物 1~7 的化学结构

koninginin F （10）、koninginin B （11）、7-*O*-methylkoninginin D （12）、koninginin D （13）和 koningininE （14）（图6-6）。其中化合物 1 在 C-5 含有不寻常的半缩酮基团，化合物 2-14 在 C-1 和 C-5（6）有酮基和双键。通过对化合物 1-8 光谱数据的详细分析确定了它们的结构，X 射线晶体衍射，修正的 Mosher 方法，ECD 计算和比旋光度证实了化合物 1-8 的绝对构型。

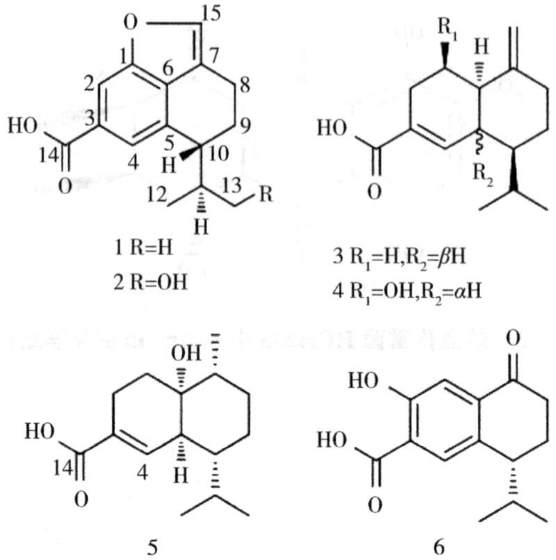

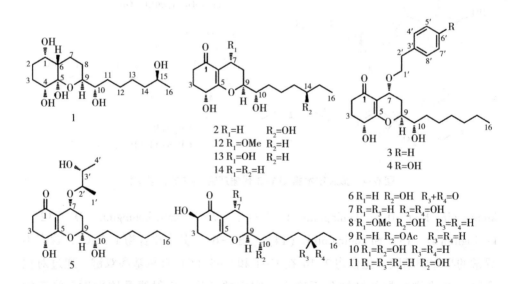

图 6-5　绿木霉 QA-8 代谢产物 trichocadinins B~G（1~6）的化学结构

图 6-6　拟康宁木霉 QA-3 中双环聚酮化合物 1~14 的化学结构

Shi 等（2020b）进一步挖掘艾草内生真菌 *Trichoderma koningiopsis* QA-3 培养物的活性成分，获得了 5 种新的活性次生代谢产物包括 3 个新聚酮类化合物 trichodermaketone E（1）、4-*epi*-7-*O*-methylkoninginin D（2）和 trichopyranone A（3），2 个新的萜类化合物 3-hydroxyharziandione（4）和 10,11-dihydro-11-hydroxycyclonerodiol（5），以及 3 种已知的相关同系物 cyclonerodiol（6）、6-（3-hydroxypent-1-en-1-yl）-2*H*-pyran-2-one（7）和 harziandione（8）（Shi et al.，2020b）（图 6-7）。

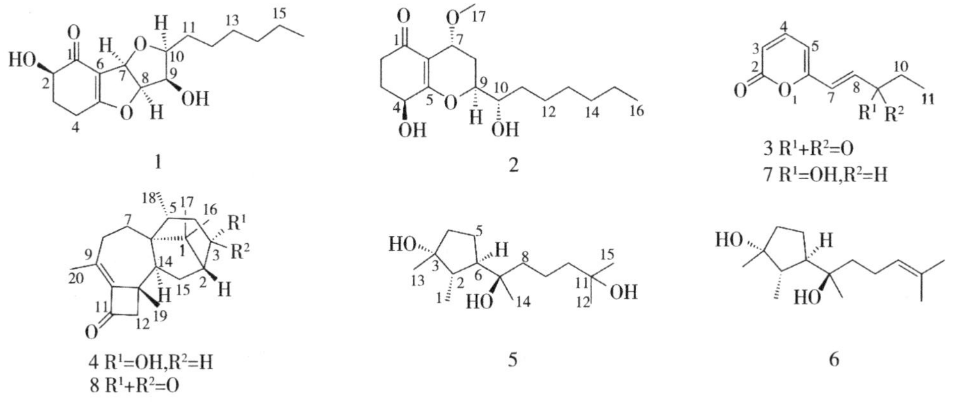

图 6-7　拟康宁木霉 QA-3 聚酮和萜类化合物 1~8 的化学结构

第四节　艾草内生菌的生物活性

一、抗菌活性

徐亚军等（2013）从野生艾草分离出内生细菌 68 株，以棉花枯萎病、稻瘟病、烟草赤星为供试病原菌，采用对峙法对内生菌分别进行抑菌试验，经初筛、复筛获得抑制病原菌效果最明显的 3 株菌，菌株 L8、S11 和 R6。拮抗实验表明，棉花枯萎病原菌菌丝发生弯曲、打结，烟草赤星病菌的菌丝生长端分枝明显增多，生长端边缘呈珊瑚状分枝，并且出现明显的畸形和萎缩现象。分析表明可能是在培养过程中内生菌产生了化感物质，对病原菌的菌丝产生抑制作用的结果。宁爽（2019）发现来自艾草根的亚麻假单胞菌 Bar25 具有广谱抗菌活性，并且其抗菌活性在高温下（60℃）仍具有拮抗活性。Bar25 可产生果胶酶、纤维素酶和蛋白酶等拮抗因子，直接导致病原菌菌丝膨大、扭曲、畸形从而抑制病菌生长。

史晓晶等（2014）从艾草根茎接合部位分离纯化得到 10 株内生放线菌。10 个菌株的次生代谢产物对指示菌的抑制作用差异较大，Ac12、Ac27、Ac28 对 2 种指示菌均无抑制作用，占全部分离菌株的 30%；Ac10 和 Ac16 的抑菌作用较好，因此对 Ac10 和 Ac16 作为的潜在生防菌进行深入研究。

杨倩（2018）发现球黑孢霉菌 HCH285 产生的卷线孢菌素（bostrycin）对不同细菌具有抑制作用，包括革兰氏阴性菌（大肠杆菌、铜绿假单胞菌）和革兰氏阳性菌（表皮葡萄球菌、金黄色酿脓葡萄球菌、蜡样芽孢杆菌），并且发现对革兰氏阳性菌的作用较好。

从内生真菌拟康宁木霉 QA-3 的乙酸乙酯提取物中分离和鉴定了 5 种新的真菌聚酮类化合物和两个已知的类似物，对每种化合物对人类病原大肠杆菌和 7 种海洋来源的水生病原菌以及 8 种农业病原真菌的抗菌活性进行评价。化合物 1-7 对人源性大肠杆菌（MIC 均为 64mg/mL）具有抑制作用，而 1 和 7 对大多数受试的水生病原菌和农业病原真菌（MIC 为 4~64mg/mL）均有抑制作用（Shi et al.，2017）。

从分离自艾草的内生真菌绿木霉 QA-8 菌株中分离和鉴定了 6 种新的倍半萜衍生物，trichocadinins B~G（1~6）。利用人类病原菌，海洋来源的水生病原菌以及植物病原真菌，对 6 种倍半萜衍生物的抗菌活性进行评价，发现 trichocadinins 1~3 具有良好的抗细菌和真菌活性（Shi et al.，2019）。

Shi 等（2020a）从内生真菌拟康宁木霉 QA-3 分离鉴定了 14 个双环聚酮化合物。其中 8 种是新的 koningin 衍生物，6 种是已知的相关类似物。利用人类病原菌，海洋来源的水生病原菌以及植物病原真菌，对 14 种聚酮化合物的抗菌活性进行评价，化合物 1（15-hydroxy-1,4,5,6-tetra-*epi*-koninginin G）对水生病原菌溶藻弧菌 *Vibrio alginolyticus* 具有强烈的抑制作用（MIC 为 1μg/mL），抑菌活性与阳性对照氯霉素相当。化合物 2（14 - Hydroxykoninginin E）、3 （koningininU）和 6（14-ketokoninginin B）对植物病原菌 *Ceratobasidium cornigerum* 具有较好的抑制作用，MIC 为 8μg/mL，与阳性对照两性霉素 B 作用一致。表明化合物 1-3 和 6 具有发展成为抗菌药物或经改造成为活性更高的抗菌药物的潜力。但是化合物 1 对真菌无抑制作用，初步的结构-活性分析表明化合物 1 在 C-5 含有的不寻常的半缩酮基团极大地促进了其抗细菌活性，但是强烈降低了其拮抗真菌的能力（Shi et al.，2020a）。Shi 等（2020b）进一步挖掘艾草内生真菌 QA-3 培养物的活性成分，获得了 5 种新的活性次生代谢产物，包括 3 个新聚酮类化合物和 2 个新的萜类化合物，以及 3 种已知的相关同系物。对获得的 8 种化合物进行抗菌测试，发现其中大部分化合物都具有一定的抗菌活性，但化合物 4（3-hydroxyharziandione）和化合物 7［6-(3-hydroxypent-1-en-1-yl)-2*H*-pyran-2-one］具有强烈的抗菌活性，MIC 分别为 0.5μg/mL 和 1μg/mL，作用效果与阳性对照氯霉素相当，可作为开发抗菌剂的潜在分子，或对其进行改性以开发更具活性的衍生物，用于水产养殖中的病原菌感染治疗。

二、抗癌活性

杨倩（2018）在进行来自蕲艾的球黑孢霉菌 HCH285 产生的卷线孢菌素（bostrycin）安全性试验中发现 bostrycin 可能有神经兴奋作用，因此研究 bostrycin 对人神经胶质瘤细胞 U251 的抑制作用，发现 bostrycin 对人神经胶质瘤细胞 U251 的 IC_{50} = 4.30μmol/L，在浓度超过 10μmol/L 时对瘤细胞毒杀作用增强且超过 20μmol/L 后瘤细胞的存活率接近 0%，说明 bostrycin 对 U251 细胞有较强的杀死作用。Bostrycin 对黑色素瘤细胞 B16F10 的 IC_{50} = 6.05μmol/L，大于 10μmol/L 则触杀率超过 80%，作用效果相比 U251 较差。文献表明 bostrycin 对正常上皮细胞的 IC_{50} = 14.08μmol/L，说明 bostrycin 对正常细胞的毒害作用较弱；中山大学和中国海洋大学的 bostrycin 体外抗癌活性研究表明它是一种广谱抗癌药物，进一步证实了 bostrycin 是一种安全性较好的潜在广谱抗癌药物，具有良好的应用前景。

三、抗氧化活性

杨倩（2018）发现来自蕲艾的球黑孢霉菌 HCH285 产生的卷线孢菌素

（bostrycin）具有抗氧化活性。以抗坏血酸维生素 C 为阳性对照，进行抗 OH^-、O_2^{2-} 和 $DPPH^-$ 自由基的研究，bostrycin 和维生素 C 对 OH^-、O_2^{2-} 和 $DPPH^-$ 自由基的清除率与浓度呈正相关，浓度越大清除率越高。bostrycin 具有较好的清除 3 种自由基的能力，但低于阳性对照维生素 C 的清除作用。

四、促进植物生长和抗病能力

植物内生菌与植物建立一种动态平衡，维持和谐的关系，有益于植物的生长。内生菌可从植物吸收有机物质维持自身的生长需要；同时内生菌可分泌产生一些生长激素类如 GA_3 和 IAA 等促进植物的生长发育，从而可有效地提高植物适应干旱、病虫为害的能力，促进植物的生长。一般内生菌的定殖能力呈现从根、茎、叶逐渐减少的趋势。任玉珍等（2016）放线菌 Ac10 不仅可以抑制病原菌，而且可以在植物中定殖促进植物的生长。测定 Ac10 在植物中的定殖能力，发现在同一植株的根茎叶中定殖能力显著不同（由强到弱依次为根、茎、叶），Ac10 在不同植物中的定殖能力也显著不同，定殖量由高到低依次为玉米＞番茄＞白菜＞黄瓜。Ac10 对白菜胚根的生长有显著的促进作用。

宁爽（2019）发现艾草根中获得的亚麻假单胞菌 Bar25 可通过促进生长素、赤霉素、细胞分裂素等激素的分泌从而促进植物生长。并且 Bar25 处理葡萄 5d 后，接种葡萄霜霉病菌，内生菌处理过的葡萄发病程度明显降低，与对照相比，Bar25 可显著抑制葡萄霜霉病增殖。Bar25 可产生果胶酶、纤维素酶和蛋白酶等拮抗因子，直接导致病原菌菌丝膨大、扭曲、畸形从而影响病菌生长。此外，Bar25 处理葡萄后能直接激发防卫相关基因 PR1、NPR1 和 PAL1 表达，可激发植物体内更强的细胞防卫反应并诱导防卫反应基因更强更快的表达，同时诱发过氧化氢的积累和过敏性细胞死亡，从而提高植物的抗病性。

参考文献

郭顺星，2018. 药用植物内生真菌研究现状和发展趋势［J］. 菌物学报，37（1）：1-13.

刘淼，李文，刘元，等，2019. 汤阴北艾内生真菌的分离鉴定与系统发育分析 [J]. 浙江农业科学，60（6）：1 011-1 014.

刘艳，刘四新，李永成，等，2012. 海南粗榧内生真菌细极链格孢 CH1307 产高三尖杉酯碱的发酵条件 [J]. 热带生物学报，3（3）：236-242.

罗晓宏，2013. 两种药用植物内生真菌次生代谢产物研究 [D]. 兰州：兰州大学.

宁爽，2019. 内生假单胞菌 BTa14、Bar25 促生抗病作用及机理的研究 [D]. 烟台：烟台大学.

任玉珍，杨琴琴，李润润，等，2016. 艾草内生放线菌 Ac10 在植株体内定殖能力的测定 [J]. 云南农业大学学报（自然科学版），30（2）：358-362.

史晓晶，宿婧，郝宝玲，等，2014. 艾草内生放线菌的分离与拮抗菌株的筛选 [J]. 云南农业大学学报，29（4）：504-507.

徐亚军，赵龙飞，陈普，等，2013. 植物病原菌拮抗性野生艾蒿内生菌的分离、筛选和鉴定 [J]. 生态学报，33（12）：3 697-3 705.

杨倩，2018. 蕲艾内生菌 HCH285 的卷线孢菌素活性及安全性研究 [D]. 武汉：华中农业大学.

张冰洋，2017. 两株植物内生真菌 *Talaromyces purpureogenus* 和 *Penicillium rapier* 中次级代谢产物的研究 [D]. 保定：河北大学.

COSOVEANU A, CABRERA R, HERNANDEZ M, et al., 2016. Fungi as endophytes in Chinese *Artemisia* spp. juxtaposed elements of phylogeny, diversity and bioactivity [J]. Mycosphere, 7（2）：102-117.

HALLMANN J, QUADT-HALLMANN A, MAHAFFEE W F, et al., 1997. Bacterial endophytes in agricultural crops [J]. Canadian Journal of Microbiology, 43：895-914.

HIGGINBOTHAM S J, ARNOLD A E, IBAÑEZ A, et al., 2013. Bioactivity of fungal endophytes as a function of endophyte taxonomy and the taxonomy and distributionof their host plants [J]. PLoS ONE, 8（9）：e73192.

LI J Y, STROBEL G A, SIDHU R, et al., 1996. Endophytic taxol producing fungi from Bald Cypress *Taxodium distichum* [J]. Microbiology, 142 (8): 2 223-2 226.

MORENO E, VARUGHESE T, SPADAFORA C, et al. , 2011. Chemical constituents of the new endophytic fungus *Mycosp haerella* sp. nov. and their antiparasitic activity [J]. Natural Product Communications, 6 (6): 835-840.

SHI X S, LI H L, LI X M, et al. , 2020a. Highly oxygenated polyketides produced by *Trichoderma koningiopsis* QA-3, an endophytic fungus obtained from the fresh roots of the medicinal plant *Artemisia argyi* [J]. Bioorganic Chemistry, 94: 103448.

SHI X S, MENG L H, LI X M, et al. , 2019. Trichocadinins B-G: antimicrobial cadinane sesquiterpenes from *Trichoderma virens* QA-8, an endophytic fungus obtained from the medicinal plant *Artemisia argyi* [J]. Journal of Natural Products, 82: 2 470-2 476.

SHI X S, MENG L H, LI X, et al. , 2020b. Polyketides and terpenoids with potent antibacterial activities from the *Artemisia argyi*-derived fungus *Trichoderma koningiopsis* QA-3 [J]. Chemistry & Biodiversity, 17: 1-9.

SHI X S, WANG D J, LI X M, et al. , 2017. Antimicrobial polyketides from *Trichoderma koningiopsis* QA-3, an endophytic fungus obtained from the medicinal plant *Artemisia argyi* [J]. RSC Advances, 7: 51 335-51 342.

WANG W J, ZHANG G W, ZHANG X M, et al. , 2014. Construction of a T-DNA insertional library of *Colletotrichum gloeosporioides* ES026 strain and cloning of relevant gene of huperzine A biosynthesis pathway [J]. Journal of Pure and Appled Microbiology, 8 (5): 3 729-3 738.

XING X K, GUO S X. 2011. Fungal endophyte communities in four Rhizophoraceae mangrove species on the south coast of China [J]. Ecological Research, 26 (2): 403-409.

XU Y J, ZHAO L F, CHEN P, et al. , 2013. Isolation, screening and characterization of phytopathogen antagonistic endophytes from wild *Artemisia argyi*

［J］. Acta Ecologica Sinica, 33 (12): 3 697-3 705.

ZHANG X M, REN K, DU J, et al., 2014. *Glycomyces artemisiae* sp. nov., an endophytic actinomycete isolated from the roots of *Artemisia argyi* ［J］. International Journal of Systematic and Evolutionary Microbiology, 64: 3 492-3 495.

第七章　艾草的加工及产品

第一节　药用保健艾草加工

一、艾叶的初加工

新鲜的艾叶不易存放，采收后需要及时加工，科学合理的干燥初加工对保证艾叶品质及疗效具有重要意义，如果做不好产地干燥初加工工作，就会对后续的精制、存储带来极大影响。

1. 艾叶的不同形式

根据加工方式的不同，艾叶分为生艾和熟艾（图7-1）。采摘的鲜艾叶干燥后是中药材原料，入药称生艾叶，能散寒、除湿、止痛，可用于月经不调、宫冷不孕及疼痛等。每年收存的生艾，加以长时间的避光储存，使生艾叶慢慢老化，散去艾叶中过多的挥发油，如此加工的艾叶称为陈艾。把陈放的艾叶，经过反复捣碎（粉碎）、筛选而得到的棉絮状的艾绒，即为熟艾。

2. 艾叶的初加工步骤

（1）净制

净制是指用挑选、筛选、风选、水选等方法，除去原药材非药用部分及杂质，选取药用部分，并达到净药材质量标准的方法的总称（郭文静，2014）。古代文献中最早提及艾叶须净制的是宋代的《太平惠民和剂局方》，载有"去梗"等净制方法。明代也有"去梗""揉去尘土，择净枝梗"（《证治准绳》）等净制要求。明代后期医家龚廷贤在前人的基础上提出了还需"去筋梗""去根"（《万病回春》）（张甜甜，2011）。《中华人民共和国药典》（2015版）则以除去

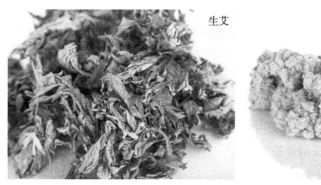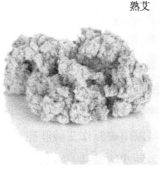

图 7-1 艾草不同加工形态

杂质及梗，筛去灰屑为净制方法。

（2）干燥

艾叶干燥方法有阴干、晒干、烘干、微波干燥、冷冻干燥等方式。

阴干和晒干为艾叶的通常干燥方法。在夏季花未开前割取地上带有叶片的茎枝，除去杂质和枯叶，摊在太阳下晒至五六成干，一般需 3 天左右，扎成小把，再摊放在太阳下晒至足干，扎成捆，或用打绞机压成长方形大捆，用草绳加牢，置于干燥处存放，防潮、防霉。商品以足干、呈皱缩、多叶片、枝条小、青绿色、气香、味苦、无泥沙、无杂质、无霉坏者为佳。蒲锐等（2018）和李敏（2020）研究了室温阴干、晒干、60℃烘干和 80℃烘干 4 种干燥过程中指标成分的变化规律，发现阴干方式有效物质挥发油、总黄酮和鞣质的含量均显著高于晒干样品。与阴干、晒干条件相比，艾叶烘干试验中指标成分含量出现先增高后降低并逐渐趋于稳定，60℃和 80℃烘干条件下，分别在 1.5h 和 1h 指标成分含量达到峰值，艾叶汇总终含量升高 3~25 倍（李敏，2020）。同时干燥方式对制得艾绒的燃烧热值也有影响，因此，建议新鲜艾叶采用阴干或晒干的干燥方式。

二、艾叶炮制（醋制/制炭/制绒等）

1. 醋制

取净艾叶，置锅内，用大火加热，炒至表面焦黑色，喷醋，炒干。每 100kg 艾叶用醋 15kg。

2. 制炭

取净艾叶，置炒制容器内，用大火加热，炒至表面焦黑色，喷淋清水少许，取出晾干。

3. 制绒

艾绒是由干燥艾叶经过反复晒杵、捶打、粉碎，筛除杂质、粉尘，而得到的软细如棉的绒状物，主要为艾叶表皮的非腺毛组织。艾绒是灸法所用的主要材料，也可以用来制作艾绒肚兜、枕头、坐垫、艾绒衣物、护膝、护腰、被子、沐浴包等多种艾绒制品。

古代对灸用艾绒的加工有详细的描述，选取干燥洁净的艾叶，除去枝梗，放入石臼中，用木杵捣碎，用细筛罗去尘屑、渣滓，如此反复捣、筛，达到艾绒细软、柔烂如绵的程度，加工才算完成，然后将所得艾绒储藏在干燥的环境中。古法人工捣筛制绒方法耗时费力，工效较低，仅被少数民间中医采用。现代艾绒的加工方法在继承古法的基础上又有所发展，目前国内的艾绒厂家主要是使用大型粉碎机或自行设计的粉碎机大批量生产艾绒，制作过程包括粉碎、筛分、分级3个步骤。

（1）粉碎

艾绒加工一般是将端午前后采摘的艾叶，去除枝干保留艾叶，晒干后储存一定的时间，然后用大型粉碎机将干燥艾叶完全粉碎。

（2）筛分

将粉碎后的干燥艾叶，通过筛分机进行筛分，筛除叶肉、叶脉和叶梗等，反复粉碎和过筛。

（3）分级

根据投料艾叶质量和得到艾绒质量的比值来标定艾绒的等级，生产出不同规格的艾绒制品。如3：1艾绒即是3kg艾叶经过深加工，筛去渣滓，得到艾绒1kg。市面售3：1、12：1和30：1等不同加工比例的艾绒，艾绒纯度越高，艾火越温和（李军等，2011）。

不同等级的艾绒有其各自的临床适用领域。张觉予等（2015）通过研究不同等级艾绒燃烧的温度时间变化特点及其艾炷燃尽后炷体稳固程度，得出精细艾绒

（40：1）临床适用于瘢痕灸疗法，较高等级艾绒（30：1、20：1）临床适用于非瘢痕灸疗法，低等级艾绒（10：1）临床适用于制作艾条进行温和灸疗法。

艾绒质量的优劣直接影响了艾灸疗效，目前为止，市场上还没有关于艾绒等级质量及等级鉴定的统一标准，各生产厂家都以各自的标准为产品标上等级后再出售。通过观察艾绒颜色和残留叶肉组织多少，可对艾绒的等级做一个简单的判断，艾绒等级越高，所含的杂质越少，颜色就越黄，艾烟颜色越浅。彭政等（2020）发现艾绒叶绒比等级与氮含量存在反比关系，利用该数据建立的模型，准确率可达到85.44%，提示可用于艾绒等级的鉴定。

第二节 艾草药用保健产品加工

目前，现代人生活工作的节奏快、压力大、饮食睡眠不规律等导致亚健康人群比例不断增加，艾灸为代表的中医养生因为副作用小，在中国市场上越来越受欢迎，艾草产品也不断增多。在艾草的主产地湖北蕲春和河南南阳开发了艾灸养生系列、艾草保健洗浴系列、艾草清洁喷雾系列和艾草外敷保健系列等近200种产品。

一、药用品/保健品加工

艾草作为药用保健品已经应用到日常生活中，下面简单介绍一下常见的几种药用保健品，如艾附暖宫丸、艾叶油胶囊、乳增宁胶囊、艾条/艾炷/艾粒、艾草灸帖/足浴粉，相关成分和疗效见表7-1。

表7-1 药用品/保健品成分及功效

药用品/保健品名称	主要成分	疗效
艾附暖宫丸	叶（炭）、香附（醋炙）、吴茱萸（制）、肉桂等	用于血虚气滞、下焦虚寒所致的月经不调、痛经，症见行经后错、经量少、有血块、小腹疼痛、经行小腹冷痛喜热、腰膝酸痛。具有理气补血，暖宫调经的功效
艾叶油胶囊	艾叶油	止咳，祛痰。用于慢性支气管炎的咳嗽痰多

（续表）

药用品/ 保健品名称	主要成分	疗效
乳增宁胶囊	艾叶、淫羊藿、柴胡、川楝子、天门冬、土贝母	疏肝解郁，调理冲任。用于肝郁气滞型及冲任失调型的乳腺增生等症
清艾条	艾绒	理气血，逐寒湿，温经止痛。用于心腹冷痛，泄泻转筋，骨节酸痛，四肢麻木，腰酸疼痛等症
药用艾条	苍术、制川乌、制草乌、附子、白芷、石菖蒲、苏叶、蝉蜕脚、麝香、艾绒	缓解腰椎间盘突出症引起的疼痛
药用艾条	白芷、白及、白菊花、白蔹、白附子、桃仁、红花、绞股蓝、刺五加、艾绒	美容驻颜
药用艾条	石菖蒲、藁本、白芷、檀香、蔓荆子、薄荷、艾绒	治疗颈性眩晕
药用艾条	艾叶（3~5年陈艾）、老鹳草、红花、安息香	治疗由风寒湿及血瘀引起的疾病
药用艾条	艾绒、威灵仙、鹿衔草、龟板、桃仁、金毛狗脊、熟地、当归和干姜	治疗骨质增生
药用艾条	附子、肉桂、干姜、丁香、苍术、细辛、白芷、川芎、白芥子、雄黄、红花、小茴香、艾绒	治疗肥胖症
发热贴	艾炭、炭、铁粉、无机盐，并将艾叶精油均匀地喷在该混合物表面	取暖祛寒、热敷理疗，保健
药用艾灸贴	蕲艾、牡丹皮、防风、苍术、当归、熟地黄、土鳖虫、威灵仙、川芎	辅助治疗颈肩腰腿疼痛
保健泡脚粉及泡脚片	芥末、夜关门、硫黄、大荨麻根、酸枣仁、薰衣草	帮助睡眠、降血压、预防感冒、防治脚臭等保健及治病

　　艾条、艾炷、艾粒是艾灸的材料（图7-2）。取适量艾绒，捏成长条状，软硬合适，置于绵纸或者桑皮纸上，搓卷成圆柱状，纸边进行黏合，两端的纸头压实即成为艾条；利用切割机进行切割，可加工不同规格的艾炷；手工或者利用艾粒成型设备可将艾绒加工成艾粒。目前灸用艾条多为不添加任何其他药物的清艾条。除此以外，研究者也将中药粉按重量百分比掺在艾绒里，按照传统制条方法制成中药艾条，有针对性地对穴位进行施灸，治疗疾病。

　　随着人们生活步伐的加快，传统艾灸费时、费力的治疗模式已经不能满足于人们的生活节奏。因此，研究者以艾叶和艾绒为材料，将其用纱布或者无纺布包装，利用铁粉产热，开发了不同品牌的艾灸贴（图7-3）。此产品携带方便，集艾灸、火疗、膏贴于一体，用于暖宫、理气血、祛寒湿，极大方便了人们的日常应用。同时，研究者也开发出了足浴粉（图7-3）等，用于防治脚气、祛寒、活血等日常保健。

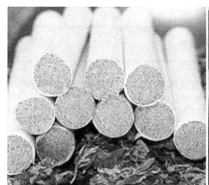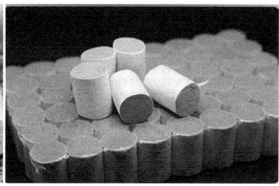

图7-2 艾条和艾炷

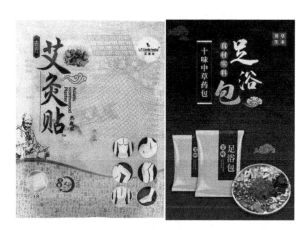

图7-3 艾灸贴和足浴粉

二、艾草日化产品加工

目前，艾草精油、艾叶水提取物等已应用到日化产品中，制备成牙膏、洗手液、洗发水、沐浴露、化妆品以及卫生巾等产品（表7-2、图7-4）。

表7-2 艾草日化产品

产品类型	成分	功效
抗衰老复合精油	艾叶精油、山茶油、椰子油、核桃油和维生素 E	抗衰老
精油浴盐	艾叶精油、4~8 份椰油酸单甘油酯硫酸酯钠、季戊四醇四硬脂酸酯、氯化钠和倍半碳酸钠	去除人体毛孔污垢，温经通络、祛寒除湿
驱蚊止痒花露水	艾叶精油、薰衣草精油、迷迭香精油、香茅精油、薄荷脑、芦荟提取液、蜂胶、增溶剂、乙醇、抗敏剂和水	驱蚊止痒
复合精油	紫苏精油作为底油，配以艾叶精油、茶树精油及松针精油搅拌而成	调节人体化学物质的释放，调控和平衡皮肤系统，能够起到渗透力强、增强血液循环、活化细胞、除湿杀菌、消毒镇痛、通筋活络、抗氧化、防止肌肤衰老的作用
天然植物精油驱蚊凝胶	薰衣草油、桉叶油、香茅油、艾叶油四种中的至少两种	散发愉悦气味、驱蚊效果好
爽肤水	丙二醇、吡咯烷酮羧酸钠、甘油、艾叶提取物、透明质酸钠、金银花提取液、薄荷醇、Gelfest#CH40#、洋甘菊精油和水	具有抗过敏、抗炎、镇静皮肤的功效，温和亲肤，安全无刺激，有效补水、保湿，使肌肤水润光滑、有弹性
儿童牙膏	艾叶多糖、枸杞酵素、润口剂、黏合剂、天然防腐剂、纳米珍珠粉、磷酸二氢钙、木糖醇、羟甲基纤维素、蔗糖酯、单甘酯、维生素 D 和水	解决儿童龋齿、口角炎和口腔溃疡等口腔问题
艾草牙膏	艾草提取物、水合硅石、山梨醇、甘油、聚乙二醇、丙二醇、薄荷油、发泡剂、黏合剂、甜味剂、防腐剂、硫酸锌、五倍子提取物和水	能有效减少口腔细菌，抑菌的同时消除牙龈炎症，从根本上减少牙龈出血、牙龈疼痛等口腔问题，改善牙周健康
艾灰的成人用牙膏	碳酸钙、磷酸氢钙、甘油、聚乙二醇、十二醇硫酸酯钠、木糖醇、增稠剂、防敏剂、枇杷酵素、艾灰、艾叶精油、京尼平苷和水	有效解决牙龈出血、牙周炎、牙龈肿痛、龋齿、牙齿敏感等口腔问题
艾草洗发水	艾叶、姜黄和何首乌为主要原料发酵制备而成的中药提取液、助剂和水	除污、去屑、护发、洗发、乌发、抗菌止痒

（续表）

产品类型	成分	功效
植物精油组合物	芍药花精油、薰衣草精油、艾叶精油、乳木果精油、桂枝、紫苏、桑叶、白芍、元胡和小柴胡	治疗痛经

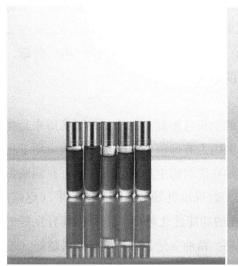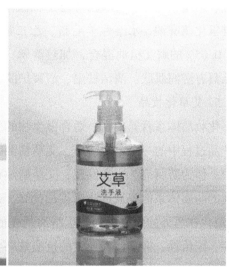

图7-4 部分艾草日化产品

1. 艾草牙膏

将甘油、艾蒿提取液、十二烷基硫酸钠和蒸馏水在混料机中搅拌均匀，在共沸锅中加热至85~100℃，煮成胶体，冷却。在搅拌情况下按配方依次加入碳酸钙、磷酸三钙和其他辅料，继续搅拌使各种物料混合均匀。胶体冷后碾压、装管，制成艾蒿牙膏。

2. 艾草洗手液

取琼胶和羧甲基纤维素钠于烧杯中，边加热边搅拌使其完全溶解。当温度降至室温后，调pH接近中性，将十二烷基硫酸钠、乙氧基化烷基硫酸钠、丙三醇等配料和艾精油加入上述溶液中，蒸馏水定容，搅拌，混合均匀。超声30min，静置后装瓶，制成艾草洗手液。

3. 艾草洗发水

活性成分包括艾草、AES 钠盐、椰油酰肌氨酸钠，和辅料一起加工制成。抑菌效果好，可有效控油、去屑、止痒。

4. 艾草沐浴露

将脂肪醇聚氧乙烯醚羧酸钠、阳离子丙烯酸共聚物、椰油酰胺丙基二甲基甜菜碱、甲基葡萄糖苷聚氧乙烯醚二油酸酯、聚乙二醇 6000 双硬脂酸酯、聚氯乙烯醚氢化蓖麻油、水溶性羊毛脂、乙二胺四乙酸二钠、卡松，加入 1.5% 的艾清膏、0.05% 的蕲艾精油混合，加热溶解，搅拌后调节 pH，检验合格后装罐，该产品具有滋润肌肤、清洁祛湿、清爽护肤功能。

5. 艾草化妆品

化妆品体系营养丰富，适合微生物的生长与繁殖，化妆品的防腐历来是化妆品产品过程中的一个重要环节，艾草精油因为有抑菌杀毒的功效，被应用于化妆品中，作为防腐剂。研究发现，艾草精油在洗面奶中具有防腐功效，在润肤霜中构建的防腐体系能够通过防腐挑战测试，表现出良好的防腐抑菌效果（赵露露，2017）。在另外的研究中，艾草精油制成的功能性化妆品祛痘膏霜具有良好的稳定性、配伍性、抑菌性和一定的抗痘效果，精油含量越高，抗痘效果越好（胡力川等，2013）。

6. 清凉艾草卫生巾芯片

利用薄荷、樟脑和艾草粉制成。产品为层状结构，由四层无纺布层、白纸层、高分子吸水树脂层和无尘纸层，无纺布层与白纸层之间设有包括清凉薄荷醇层、冰片层、樟脑层和艾草粉层，可以清凉抑菌、止痒、镇痛。

三、艾草家纺产品加工

目前，艾草已经应用到家纺领域（图 7-5）。艾草可制成艾草袋和艾草枕头。艾草袋和艾草枕头都是将晒干后的艾草捣碎成艾绒后放进布袋或枕头里，封口制成的。艾草袋可以放在衣柜里驱虫，艾草枕头可以静心安神、祛湿、抗菌抗病毒，不仅有助于睡眠，还能预防感冒、哮喘咳嗽等疾病。艾草养生被可对人体起到持续的保健养生功效。同时也可以做成肚兜、腰带、脚垫、艾绒加热坐垫、按摩座椅等系列产品。艾草也可以加工成香囊，可以佩戴，也可以放在汽车中用于消除异味。艾草还可制成艾草改性竹浆纤维，这是将纤维素分子与天然艾草因子相结合而制成的一种新型抗菌纤维，可以作为抗菌户外面料来使用。采收艾叶之后，剩下的茎粉碎后可以做成建材中的板材使用，也可以作为汽车车顶的内衬材料。

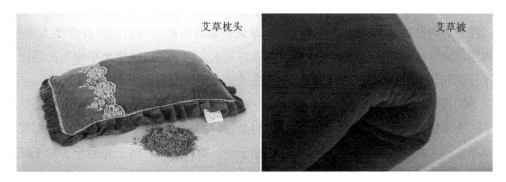

图7-5　部分艾草家纺产品

第三节　食用艾草加工及产品

艾草是一种营养价值较高的植物。我国民间有"三月三，吃蒿子粑"的习俗，艾叶可以直接当作野菜食用，也可以将鲜艾叶加工，做成食品。艾草传统上被用来制作艾草青团、艾草糍粑、艾草饭、艾草糕、艾草粿等食品，也可以制成艾草茶、艾草汁和艾草酒。近年来，有研究将艾草粉碎做食品配料，可以加工成火腿肠、面条、糕点、米糕等系列产品，一方面增加食品的风味和营养保健功能，另一方面还能起到抑菌保鲜作用，赋予食品更好的品质。下面将对其加工工艺和食品类型进行介绍。

一、食用艾草采摘加工

1. 新鲜食用加工工艺

食用艾叶的最佳采摘期在清明节前后，此时的艾叶口感比较鲜嫩，可以直接炒、煮、蒸，也可以制作各种美食点心。

2. 冷藏加工工艺

由于保鲜期短，可以将鲜艾叶加工，冷冻保存或者脱水干燥。其步骤为：采摘—清洗—烫制—脱水—挑选—搅碎（搅拌）—包装—成品入库。

将采收的新鲜艾叶捡去杂草，用清水清洗干净，除去原料表面黏附的尘土、泥沙、微生物等。将清洗后的艾草放入沸水中漂烫，在沸水中煮两三分钟即可，以使物料内部酶的活性受到破坏，以艾草失去原有的硬度但仍能保持脆性为度，再用清水冲洗两遍，然后浸泡冷却。最后将其水分挤干之后揉成大小均匀的菜团子，分别装在保鲜袋里面，然后放在冷冻室储存；或者脱水干燥，包装入库。

3. 干燥加工工艺

为了解决艾草食品原料的限制性，何义雁（2015）研究了不同干燥方式对艾草品质的影响。他们发现微波干燥、冷冻干燥、热风干燥、晒干和阴干 5 种干燥方法对艾草品质的影响存在差异。其中冷冻干燥的艾草感官最好，维生素 C 和总黄酮损失量最少，但是干燥速度较慢（28h）。微波干燥速度快（20min），较好地保持了艾草的颜色和香气成分，维生素 C 和总黄酮损失较少。热风干燥，晒干、阴干所用的时间长，感官质量明显下降，维生素 C 和总黄酮损失也大。微波干燥后的粗纤维含量为 16.68%，蛋白质含量为 12.79%，脂肪酸含量为 3.52%，粗灰分含量为 7.21%，水分含量为 10.06%，黄酮类含量为 4.74%，多糖类化合物为 8.34%，维生素 C 为 24.23mg/100g。挥发性成分中鉴定出 64 种化合物，占总挥发量的 86.77%。

二、艾草特色食品加工

1. 艾草青团/艾草糍粑/艾草米糕

艾草粉或者艾叶汁与糯米等混合一起和面，可以做成传统食品青团、糍粑和艾草米糕等。其中，艾草米糕是以艾草和大米为原料制成的我国的一种传统食品，具有较高的营养价值和独特的风味，受到广大消费者的喜爱。何义雁（2015）以艾草米糕的传统工艺为依托，以艾草米糕的感官评价、硬度为主要指标，研究了糯粳米粉比例、艾草添加量、加水量、蒸煮时间对艾草米糕品质的影响，确定艾草米糕的理想基础配方与生产工艺为：糯、粳米粉比例4∶1、艾草添加量10%、加水量75%、蒸煮时间25min。在此条件下生产的艾草米糕呈现草绿色、色泽均匀、口感细腻、软硬适中、完整性好和艾草香气浓郁的特点。艾草米糕水分含量为44.39%，粗蛋白含量为8.44%，粗脂肪含量为0.91%，粗纤维含量为1.59%，黄酮含量为201.7mg/100g。艾草米糕中除检出普通米糕含有的主要风味物质外，共检测出41种特有的挥发性风味物质，这些特有的挥发性风味物质与艾草的挥发性成分有许多都是同一种化合物。

2. 艾草保健蛋糕

邓志勇等（2015）将艾草洗净后放入电磁炉中煮熟去苦、沥干，放入60℃恒温烘箱中烘干至发脆，再用高速多功能粉碎机粉碎成艾草粉，作为配料加工艾草南瓜保健蛋糕。其最佳工艺参数：面粉加艾草用量为（30+10）g，南瓜泥添加量为50g，鸡蛋添加量为300g，白砂糖添加量为30g。李展旋等（2020）则在单因素实验的基础上进行正交试验，研究了低筋粉与艾草粉比例、白砂糖的添加量、大豆油的添加量、鸡蛋的添加量对艾草蛋糕品质的影响。4个因素对艾草蛋糕感官品质影响的主次顺序是低粉与艾草粉的比例＞鸡蛋的添加量＞大豆油的添加量＞白砂糖的添加量。艾草蛋糕最优配方为低筋粉∶艾草粉＝9∶1，白砂糖添加量130%，大豆油添加量80%，鸡蛋添加量400%，水添加量90%，塔塔粉添加量1.5%。

3. 艾草饼干

以艾叶为添加物制作艾叶酥性饼干，以感官评价得分为参考，在单因素试验的基础上进行正交试验，研究调和油、糖粉、鸡蛋液、艾叶添加量4个因素对艾叶饼干的影响，得到艾叶饼干的最优配方为：以低筋面粉100%计，调和油65%、糖粉45%、鸡蛋液20%、艾叶20%、膨松剂2%（冯彩丽等，2019）。

4. 艾草馒头

以马铃薯淀粉、鸡蛋、低筋小麦粉和艾叶粉为主要原料，白砂糖、脱脂乳粉、果蔬汁为辅料，研制艾叶果蔬复合小馒头。结果表明：最优配方为以马铃薯淀粉质量为基准，低筋小麦粉20%、鸡蛋液40%、白砂糖35%、脱脂乳粉18%、艾叶粉5%、菠菜猕猴桃混合果蔬汁4%、碳酸氢钠1%、碳酸氢铵0.5%、固态起酥油 10%、乳糖 0.2%，菠菜猕猴桃混合果蔬汁的体积比为 1∶1；烘烤条件为上火 165℃、下火 135℃、时间 14min。以此配方研制出的小馒头，风味独特、色泽诱人、营养价值高（游新侠等，2020）。

5. 艾草面条

在单因素试验的基础上采用正交试验对艾叶生鲜面条的生产工艺进行优化。研究结果表明，以面粉 100g 为基准，食用盐用量为 2.0%、艾叶用量为 32%、熟化时间为 15min 为最佳工艺。采用物性测定仪对最优产品的质构进行测定，其硬度为 417.52g、弹性为 0.74g、咀嚼性为 249.25g、黏聚性为 271.33g（黎冬明等，2018）。

三、艾草饮品加工

1. 艾草茶

以初春采集艾草的幼苗或艾草的上部，或者干艾草，可以制成艾草茶。如取新鲜的艾叶，阴干后，每次取 3g 左右，沸水冲泡后代茶饮。老叶也可以泡茶，但其香味比嫩叶略差一点儿，若使用老叶，可在阴干后快炒一下，增加其风味。艾草茶可以温阳祛寒、促进血液循环、祛除浮肿以及缓解疲劳等；还可改善高血压、保肝护胃、治疗妇科疾病、治疗心脏病、神经痛等。艾草可单独制茶，也可与其他材料混合制茶。近年来随着对艾草茶制作工艺的研究，艾茶的种类也变得丰富多彩。艾叶可以与其他材料混合泡茶，配伍红花、生姜、当归、红糖、大枣一起喝，效果更好。对于有胃寒的人士或者月经不调、容易腹部和手脚冰凉的女性来说，夏季喝艾叶茶，可以驱痛、祛寒。

受到绿茶制作工艺的启发，周奇文（1999）介绍了一种新的艾草茶加工方法。采用蒸热、冷却、中揉、干燥 4 个步骤。将采摘的茶叶用热蒸后冷却脱水，然后放入旋转滚筒内通风干燥，使茶叶卷成艾叶茶。这种方法规避艾叶茶形状不规则、艾叶切碎后出现苦汁以及药性流失的缺陷，不仅可改良艾叶形状与改善艾草茶水的色泽、香味，而且还保留了艾蒿特有的清香，且无损艾蒿药效，是一种良好的艾草茶加工方法。

2. 艾草汁

艾草汁在民间是治疗中暑的良方，是通过压榨等手段从新鲜艾叶中提取汁液。艾草汁还具有治疗脑出血、止痒止血、美容美体等功效。韩国人把艾草、大蒜和胡萝卜称为预防疾病的三大食品。春天时很容易犯困，而艾草特有的香气可以提振精神。艾草含有丰富的钙、纤维素和维生素 A、B 族维生素、维生素 C，喝一些用干艾草煎的浓汁，早晚服用，可以治疗腹泻、便秘，还可以提高免疫力。

我国不同的研究者对艾草汁的配方进行了探索。邓舜扬等（2000）介绍了天然艾草汁植物饮料的配方和制作方法。将阴干的艾草 5g 加入 2 杯水煎汁，也可用一把新鲜的艾草直接挤汁，苹果和柑橘各 1 个，分别挤汁后备用。随后，将煎好的艾草汁中加入苹果汁和柑橘汁，搅拌均匀即可饮用。陶玲云（2014）提取鼠曲草和艾草提取液，再将梨汁和罗汉果汁混合，然后将提取液和混合果汁搅拌获得保健饮料，该保健饮料具有祛痰止咳、降火等功效。

3. 艾草酒

以艾草同属的植物苦艾（*Artemisia absinihium*）为原料生产的著名开胃酒"味美思"行销世界各国，而艾草作为我国常见有食用历史的植物，却罕见用于酒类特别是保健酒产品的生产。采用浓香型白酒原酒为主要原料研发低度艾草酒，以浓香型白酒原酒为基酒浸渍艾草新鲜茎叶，并对浸渍条件进行优化。优化后的生产工艺为料液比 5：100（g/mL），在 20~25℃条件下浸渍新鲜艾草茎叶 5 天，无菌纱布过滤，添加纯净水降度至 30%。该酒含有石竹烯、桉叶油醇、天然樟脑、4-萜烯醇、2-茨醇和马鞭草醚等活性成分，温储存 3 个月外观及风味仍保持稳定（侯茂等，2020）。该研究为艾草应用于保健酒领域提供了新的思路和方法。

4. 艾草奶制品

王婷婷等（2019）以感官评价为指标，在单因素试验的基础上，利用响应曲面对试验方法进行分析，优化艾草酸奶的发酵工艺。发现艾草酸奶的最佳生产工艺参数为接种量 40g/kg，发酵时间 4.7h，艾草汁添加量 90g/kg，蔗糖添加量 70g/kg。以此条件发酵出的艾草酸奶感官评分为 91.66 分，与预测值 92.76 分较一致，为艾草酸奶的发酵提供了一定的理论依据。

四、艾草在其他食品加工中的应用

1. 艾草肉制品

肠类肉制品属于灌制品，是世界上三大肉类制品之一。肉肠类食品中因富含丰富的营养物质，以及加工过程可能引入微生物，容易导致肉肠的腐败变质。艾草含有杀菌抗菌成分，研究者开始探索其在肠类肉制品加工中的潜在应用价值。张振环（2012）采用原料肉→制备肉糜→冷冻储藏→解冻→配料→腌制和灌肠→蒸煮→冷却→成品的工艺流程，发现艾草能显著降低火腿肠的蒸煮损失，提高保水性，增大硬度和咀嚼性，并具有抗菌和抗氧化的能力。另外的研究也表明，艾叶提取物可抑制肉肠中细菌的繁殖，减缓脂肪氧化与蛋白质分解，显示出较好的保鲜特性（宁诚等，2017）。因此，艾草在肉肠保鲜中具有潜在的应用价值。

2. 艾草调味品

艾叶发酵麦酱于20世纪60—70年代曾在我国广西与越南边境的崇左天等一带盛行，但是现在鲜有人做。许丹妮等（2020）采用原辅料前处理（粉碎小麦、采摘艾叶）→蒸料（制麦饼）→加艾叶后自然发酵→加盐加水晒干发酵麦饼→晒酱（持续发酵）→磨酱→晒酱→成品的加工工艺，发现在加盐量10%、加水量为发酵麦饼的6倍、水浴发酵温度42℃、发酵7天的条件下，艾叶发酵的麦酱品质较佳，感官评价较好，清除自由基的能力较强，具有抗氧化活性，这为开发保健功能的艾叶麦酱产品生产工艺提供了理论依据。

参考文献

蔡树河，2020-03-27. 一种治疗颈性眩晕的艾条［P］. 福建省：CN104997-969B.

蔡树河，张丽瑛，2013-08-28. 一种用于治疗腰椎间盘突出症的艾条［P］. 福建省：CN103263546A.

陈普生，2016-12-21. 一种艾叶牙膏［P］. 湖北省：CN106236649A.

陈云飞，谢晨，赵娜，等，2014-02-12. 一种药艾条及其用途 [P]. 上海：CN103565876A.

陈阵，2019. 一种用于温经通络、除湿止痛的长效艾灸贴及其制备方法 [P]. 广东省：CN109303906A.

陈中文，2019-02-05. 一种蕲艾叶干燥装置 [P]. 湖北省：CN209355622U.

邓舜扬，等，2000. 新型饮料生产工艺与配方 [M]. 北京：中国轻工业出版社.

邓志勇，吴桂容，李松玲，2015. 艾草南瓜保健蛋糕工艺的研究 [J]. 安徽农业科学（3）：220-221，288.

方雄，2021-01-05. 用于辅助治疗颈肩腰腿疼痛的中草药艾灸贴的制备方法 [P]. 湖北省：CN107456500B.

冯彩丽，郭婷，段振华，等，2019. 艾叶饼干加工工艺研究 [J]. 食品研究与开发，49（17）：110-115.

高秀丽，王梦丽，2018. 艾草纤维性能测试分析 [J]. 纺织检测与标准，4（5）：17-19.

郭文静，2014. 中药学常用术语的规范化研究 [D]. 郑州：河南中医学院.

国家药典委员会，2015. 中华人民共和国药典 [M]. 北京：中国医药科技出版社.

何义雁，2015. 艾草米糕加工工艺及其品质改良研究 [D]. 长沙：湖南农业大学.

胡力川，梅霜，杨通秀，等，2013. 天然中草药提取物用于功能性化妆品的研究 [J]. 绵阳师范学院学报，32（2）：45-50，64.

黄美蓉，2014-03-26. 艾叶精油浴盐 [P]. 上海：CN103655350A.

黎冬明，蓝琳舒，周明，等，2018. 艾叶生鲜面加工工艺及质构特性的研究 [J]. 粮食与油脂，31（5）：21-24.

李慧娟，2013-01-02. 含有艾叶活性成分的发热贴 [P]. 香港：CN102846-426A.

李军，赵百孝，2011. 灸材艾绒的制作工艺研究 [J]. 环球中医药，4（6）：423-426.

李敏，2020. 艾叶干燥、陈化、打绒过程中化学成分变化规律研究及清艾条质控体系的构建 [D]. 天津：天津中医药大学.

李展旋，刘丹婷，施自祺，等，2020. 艾草蛋糕制作工艺研究 [J]. 江苏调味副食品（4）：27-31.

刘世胜，刘峰，2021-01-12. 一种用于治疗痛经的植物精油组合物及制备方法、应用 [P]. 云南省：CN107595947B.

刘晔，2015-04-22. 一种防止肌肤衰老的高渗透力复方精油 [P]. 湖北：CN103446247A.

宁诚，李林贤，刘正贤，等，2017. 艾叶/荷叶提取物的抑菌作用及其对肉肠保鲜作用的研究 [J]. 食品安全质量检测学报，8（6）：2 028-2 034.

彭政，杨雅雯，徐扬，等，2020. 不同叶绒比艾绒氮含量比较及其在艾绒等级鉴定上的应用研究 [J]. 中国中药杂志，45（17）：4 051-4 056.

蒲锐，王小婷，武娟，等，2018. 干燥方式对艾叶品质的影响 [J]. 中国药业，27（14）：1-4.

苏毅生，欧祥平，许春晖，等，2013-12-25. 室温挥发型天然植物精油驱蚊凝胶 [P]. 福建省：CN103462834A.

陶玲云，2014-07-23. 一种保健饮料 [P]. 广西：CN103932320A.

王国昌，秦雪峰，王丙丽，等，2018-04-24. 一种基于艾叶精油的玉米象驱避剂及其制备方法 [P]. 河南省：CN107950606A.

王建军，贾佳，海妮，2020-09-22. 一种用于治疗肥胖症的复方艾条及其制备方法 [P]. 陕西省：CN107583006B.

王婷婷，贾娟，2019. 响应面法优化艾草酸奶的发酵工艺 [J]. 安徽农业科学，47（17）：151-154.

王一飞，黄焕荣，王巧利，等，2017-10-20. 一种含艾叶多糖的儿童牙膏及其制备方法 [P]. 广东省：CN107260578A.

王一飞，廖晓凤，马婧，等，2016-05-04. 一种含有艾叶提取物的抗过敏爽肤水及其制备方法 [P]. 广东省：CN105534796A.

王一飞，刘秋英，任哲，等，2016-04-06. 一种抗衰老艾叶复合精油及其制

备方法 [P]. 广东省：CN105456064A.

王一飞，任哲，利奕成，等，2017-11-17. 一种艾叶驱蚊止痒花露水及其制备方法 [P]. 广东省：CN107349170A.

王一飞，任哲，利奕成，等，2019-03-05. 一种含艾灰的成人用牙膏及其制备方法 [P]. 广东省：CN107320368B.

许丹妮，廖承谱，苏秀芳，等，2020. 艾叶发酵麦酱的现代工艺及抗氧化活性 [J]. 食品研究与开发，41（15）：68-74.

姚荣翠，覃志明，刘金秀，2014-11-19. 一种治疗骨质增生的艾条 [P]. 广西：CN104147580A.

游新侠，李越，2020. 艾叶果蔬复合小馒头的研制 [J]. 粮食与油脂，33（10）：75-79.

张振环，2012. 艾草火腿肠的加工工艺研究 [D]. 合肥：合肥工业大学.

张觉予，陈犹得，冼建春，等，2015. 不同纯度艾绒艾炷灸温度时间变化的研究 [J]. 中国针灸，35（9）：909-912.

张甜甜，2011. 艾叶炮制原理的初步研究 [D]. 济南：山东中医药大学.

张雁翎，孟晓霞，赫英达，等，2014-11-26. 一种具有驻颜功效的药艾条及其制备、使用方法 [P]. 辽宁省：CN104161997A.

张芝庭，2008-02-27. 一种保健泡脚粉及泡脚片 [P]. 贵州省：CN101129314.

赵露露，2017. 几种植物提取物的防腐功效及其在化妆品中的应用研究 [D]. 武汉：湖北大学.

周南梅，2017-12-29. 一种艾叶保健功能天然洗发水及其制备方法 [P]. 上海：CN107519111A.

周奇文，1999. 实用食品加工新技术精选 [M]. 北京：中国轻工业出版社.

附录 I 艾草相关诗词

诗词是我国文化中浓墨重彩的一种，古代文人墨客撰写的诗词中经常能见到艾草的身影，表现着诗/词人或哀伤或喜悦的思想感情，留下了传世的诗句，体现出艾草重要的作用、广泛的分布与应用范围。本书将按照朝代顺序选取描写或提及艾草的古诗词（部分为节选），展现艾草、艾文化的魅力，因篇幅有限，仅罗列较具有代表性的诗词/句。

王风·采葛

（先秦）《诗经》

彼采葛兮，一日不见，如三月兮！
彼采萧兮，一日不见，如三秋兮！
彼采艾兮！一日不见，如三岁兮！

休沐寄怀

（南北朝）沈约

虽云万重岭，所玩终一丘。阶墀幸自足，安事远遨游？
临池清溽暑，开幌望高秋。园禽与时变，兰根应节抽。
凭轩搴木末，垂堂对水周。紫箨开绿筱，白鸟映青畴。
艾叶弥南浦，荷花绕北楼。送日隐层阁，引月入轻帱。
爨熟寒蔬剪，宾来春蚁浮。来往既云倦，光景为谁留？

上巳日涧南园期王山人、陈七诸公不至

（唐）孟浩然

摇艇候明发，花源弄晚春。在山怀绮季，临汉忆荀陈。

上巳期三月，浮杯兴十旬。坐歌空有待，行乐恨无邻。

日晚兰亭北，烟开曲水滨。浴蚕逢姹女，采艾值幽人。

石壁堪题序，沙场好解绅。群公望不至，虚掷此芳晨。

冬日遥和卢使君幼平、綦毋居士游法华寺高顶临湖亭

（唐）皎然

仁坊标绝境，廉守蹑高踪。

天晓才分刹，风传欲尽钟。

城中归路远，湖上碧山重。

水照千花界，云开七叶峰。

寒芳艾绶满，空翠白纶浓。

逸韵知难继，佳游恨不逢。

仍闻抚禅石，为我久从容。

遣疟鬼

（唐）韩愈

屑屑水帝魂，谢谢无余辉。如何不肖子，尚奋疟鬼威。

乘秋作寒热，翁妪所骂讥。求食欧泄间，不知臭秽非。

医师加百毒，熏灌无停机。灸师施艾炷，酷若猎火围。

诅师毒口牙，舌作霹雳飞。符师弄刀笔，丹墨交横挥。

咨汝之胄出，门户何巍巍。祖轩而父顼，未沫于前徽。

不修其操行，贱薄似汝稀。岂不忝厥祖，腼然不知归。

湛湛江水清，归居安汝妃。清波为裳衣，白石为门畿。

呼吸明月光，手掉芙蓉旗。降集随九歌，饮芳而食菲。

赠汝以好辞，咄汝去莫违。

端午日

（唐）殷尧藩

少年佳节倍多情，老去谁知感慨生。
不效艾符趋习俗，但祈蒲酒话升平。
鬓丝日日添白头，榴锦年年照眼明。
千载贤愚同瞬息，几人湮没几垂名。

端午帖子·温成合四首其一

（宋）欧阳修

香黍筒为棕，灵苗艾作人。
芳音邈已远，节物自常新。

答客问病

（宋）邵雍

世上重黄金，伊予独喜吟。
死生都一致，利害漫相寻。
汤剂功非浅，膏肓疾已深。
然而犹灼艾，用慰友朋心。

端午帖子词·皇帝阁六首·其二

（宋）苏轼

采秀撷群芳，争储百药良。
太医初荐艾，庶草验蕃昌。

浣溪沙·其二·寿赵倅

（宋）王以宁

艾胜迎薰寿缕长。碧篘酒泛绿蒲香。万家喜气在都梁。
小阁幽轩新料理。舞衫歌扇且传筋。看君飞步上明光。

乙卯重五

（宋）陆游

重五山村好，榴花忽已繁。
粽包分两髻，艾束著危冠。
旧俗方储药，羸躯亦点丹。
日斜吾事毕，一笑向杯盘。

端午家集·二

（宋）曾丰

戏缠朱彩索，争带赤灵符。
踏草仍悬艾，包菰更结芦。
都还痴子弟，半出骏僮奴。
老病无他好，惟餐术与蒲。

端午感怀

（宋）舒岳祥

曾饮昌阳七十三，老来大布当轻衫。
豫储当采三年艾，缓计空寻六日蟾。
楚俗旧时沉黍恨，唐宫此日赐衣沾。
栀香满院人如玉，尚想薰风半卷帘。

偈颂九十三首·其一

（宋）释梵琮

今朝正当端午节，衲僧倒用真妙诀。
转圣作凡，点金成铁。
却把山茶，以替竹叶。
角黍满盘，菖蒲细切。

虽然俗气未除，也要大家暖热。

百草头边，艾人欢悦。

千峰影里笑不休，野猿时把藤萝拽。

端午即事

（宋）文天祥

五月五日午，赠我一枝艾。

故人不可见，新知万里外。

丹心照夙昔，鬓发日已改。

我欲从灵均，三湘隔辽海。

水调歌头

（元）王旭

漱齿汲寒井，理发趁凉风。先生畏暑晨起，笑语听儿童。说道今年重午，节物随宜稍具，还与去年同。已喜酒尊洌，更觉粽盘丰。

愿人生，常醉饱，百年中。独醒竟复何事，憔悴佩兰翁。我有青青好艾，收蓄已经三载，疗病不无功。从此更多采，莫遣药囊空。

小重山·端午

（元末明初）舒頔

碧艾香蒲处处忙，谁家儿共女，庆端阳。细缠五色臂丝长。空惆怅，谁复吊沅湘。

往事莫论量，千年忠义气，日星光。离骚读罢总堪伤。无人解，树转午阴凉。

赠周宗道六十四韵（节选）

（明）刘基

失今不早计，如水决堤防。

而后事堙筑，劳费何可当。

走闻疽初生，灼艾最为良。

燋成施剟割，所忧动膏肓。

龟头山（节选）

（明）陶安

野人舁入市，山海经未传。

白艾最可妙，土产入贡献。

低叶拂婆娑，大叶展葱茜。

草深妨长茂，耘耨如治佃。

端午官采刈，禳毒先祭墠。

精制似纯绵，痟疾胜瞑眩。

一炷火力透，贯串速如箭。

暖具作毡褥，裹膝疗寒倦。

赠名张化主，灵响起塔院。

遂名佛道艾，且可充赠饯。

此事得之谁，罗判吏陈宪。

端阳

（清）陈肇兴

几家桃李荐新鲜，艾叶榕枝处处悬。

黄茧裹绵装小虎，青蒲粘粽掇鸣蝉。

山翁趁午锄灵叶，野客题诗擘彩笺。

记得水仙宫畔里，龙船花外放龙船。

附录 II 艾草相关专利（部分）

序号	专利权人	专利名称	专利号	授权日期
1	刘克武，等	一种含有艾草提取物的抗菌洗洁精	CN111961535A	2020-11-20
2	刘克武，等	一种儿童用艾草香皂及其制备方法	CN111961545A	2020-11-20
3	吴 刚，等	一种艾草提取物及其制备方法和应用	CN111956558A	2020-11-20
4	朱朝辉，等	一种富含艾草精华蚊香	CN111937905A	2020-11-17
5	刘克武，等	一种婴幼儿用含有艾草提取物的沐浴露	CN111888321A	2020-11-06
6	李 伟，等	一种艾草温经睡眠枕	CN211862451U	2020-11-06
7	刘克武，等	一种艾草中药洗面乳	CN111840185A	2020-10-30
8	刘克武，等	一种养颜美容艾草中药面膜	CN111840196A	2020-10-30
9	朱朝辉，等	一种含有艾叶精华的蚊香液	CN111820246A	2020-10-27
10	谭秋林，等	一种艾草蚊香及其制备方法	CN111771914A	2020-10-16
11	王奉臣，等	一种带有艾叶层的卫生巾结构	CN211674910U	2020-10-16
12	何炳梁，等	一种抗菌消炎的艾草牙膏及其制备方法	CN111743792A	2020-10-09
13	刘克武，等	一种天然艾草金银花抗菌抗病毒洗手液	CN111743805A	2020-10-09
14	马学炎，等	艾草双子养生枕	CN211609028U	2020-10-02
15	刘洲福，等	艾草复合芯片	CN111714534A	2020-09-29
16	桂春香，等	一种保健按摩用艾叶按摩棒	CN211561013U	2020-09-25
17	朱道勇，等	一种艾叶浴饼的制备方法	CN111658588A	2020-09-15
18	黎 健，等	艾草卫生巾	CN211460850U	2020-09-11
19	房久斐，等	一种中草药艾草贴的制备方法	CN111631957A	2020-09-08
20	赵仁广，等	一种环保健康带有艾草粉植物的文胸内衣罩杯	CN111631445A	2020-09-08
21	王 辉，等	一种含艾草和竹盐的足浴粉及其制备方法	CN111632090A	2020-09-08
22	程 勇，等	一种带艾草精油的艾饼	CN211434126U	2020-09-08

（续表）

序号	专利权人	专利名称	专利号	授权日期
23	柯惠珍，等	一种艾草抗菌活血功能纤维纱线	CN211394764U	2020-09-01
24	姬良缘，等	一种艾草蒸汽眼罩	CN211326092U	2020-08-25
25	姬良缘，等	一种艾草肚脐贴	CN211326838U	2020-08-25
26	黄效华，等	一种艾草抗氧化水性涂料及其制备方法	CN111560205A	2020-08-21
27	王稳刚，等	一种艾草创可贴	CN211271647U	2020-08-18
28	何朝齐，等	一种艾草卫生巾	CN211271682U	2020-08-18
29	周明海，等	一种艾叶蚊香的配方及其制备方法	CN111528234A	2020-08-14
30	山传雷，等	一种艾草纤维及其制备方法	CN111501120A	2020-08-07
31	陈普生，等	一种艾叶牙膏	CN106236649B	2020-07-31
32	陈少元，等	一种具有艾草组份的鸡饲料及制备方法	CN111449179A	2020-07-28
33	翁荣金，等	一种艾草染色液的制备方法	CN111454586A	2020-07-28
34	朱 增，等	一种透气型可穿戴艾草纤维服装	CN211091982U	2020-07-28
35	王一飞，等	一种含艾草提取物的免洗手部消毒制剂及其制备方法	CN111449999A	2020-07-28
36	梁秀雪，等	一种艾草养生针灸包	CN211068011U	2020-07-24
37	黎 健，等	一种香薰艾草精油爆珠卫生巾	CN211067448U	2020-07-24
38	梁秀雪，等	一种艾草保健腰带	CN211068726U	2020-07-24
39	孙 政，等	一种艾草香精及其制备方法	CN107460057B	2020-07-17
40	张 卿，等	一种产后护理用的艾叶泡脚盆	CN211024018U	2020-07-17
41	陈红嫒，等	一种艾草垫被组合的能量毯	CN210991787U	2020-07-14
42	朱 琳，等	艾草熏蒸炉	CN305907897S	2020-07-07
43	葛文英，等	一种艾草保健膏	CN111375046A	2020-07-07
44	葛志奎，等	一种艾草香薰裤	CN210929691U	2020-07-07
45	唐祺先，等	一种艾草布纤维床垫	CN210930508U	2020-07-07
46	王一飞，等	一种艾叶驱蚊止痒花露水及其制备方法	CN107349170B	2020-07-07
47	戴力鹏，等	一种驱寒祛湿艾草制品	CN210904084U	2020-07-03
48	韩建书，等	一种艾草防褥疮艾垫	CN210903781U	2020-07-03
49	武洪民，等	一种艾草艾灰脐疗	CN210872962U	2020-06-30
50	李浩勋，等	一种艾草床垫	CN210783669U	2020-06-19

（续表）

序号	专利权人	专利名称	专利号	授权日期
51	吴丹璇，等	一种艾草改性纤维面料	CN111300920A	2020-06-19
52	邓茂林，等	一种以艾叶粉为基料的灭蚊烟片	CN111296497A	2020-06-19
53	石俊庭，等	一种艾草床垫	CN210748328U	2020-06-16
54	王喜森，等	一种艾草保健枕垫	CN210748504U	2020-06-16
55	卢要伟，等	一种含有艾草的洗涤用品	CN111265447A	2020-06-12
56	陈 耕，等	一种艾叶复合消毒液及其制备方法	CN111226989A	2020-06-05
57	王 斌，等	艾草消毒湿巾及其制备方法	CN111214157A	2020-06-02
58	梅光和，等	一种具有呼吸功能的艾叶枕头	CN210643531U	2020-06-02
59	王功伟，等	艾草纸尿裤	CN210612358U	2020-05-26
60	黄效华，等	一种艾草涤纶母粒及其制备方法	CN111171533A	2020-05-19
61	黄效华，等	一种含艾草提取物的涤纶长丝及其制备方法	CN111172621A	2020-05-19
62	刘国兰，等	艾叶酒的制作方法	CN111172004A	2020-05-19
63	山传雷，等	一种含艾草成分的驱蚊抗菌纤维素纤维及其制备方法	CN106906530B	2020-05-12
64	陈全喜，等	一种艾草床垫	CN210471631U	2020-05-08
65	张 新，等	艾草温灸贴	CN305768406S	2020-05-08
66	郝学静，等	一种用于驱赶蚊虫的艾叶香包	CN110915829A	2020-03-27
67	陈 献，等	一种艾草排湿吸汗健康鞋底	CN210169184U	2020-03-24
68	吴西立，等	一种新型环保艾草可更换养生床垫	CN110897422A	2020-03-24
69	郝学静，等	一种便于携带的艾草温灸器	CN110897868A	2020-03-24
70	张新国，等	一种便于撕拉的艾草热灸贴	CN110897869A	2020-03-24
71	金一平，等	一种艾草床垫伴侣	CN210158370U	2020-03-20
72	户相聪，等	一种艾草中药自发热眼罩	CN210096069U	2020-02-21
73	邓松羽，等	艾草牙膏	CN107115235B	2020-02-18
74	唐于川，等	一种艾草天然洗洁粉及其制备方法	CN110734818A	2020-01-31
75	田建洪，等	艾草披肩	CN305571570S	2020-01-24
76	周福红，等	一种艾草猪饲料及其制备方法	CN110651903A	2020-01-07
77	宫 鹏，等	一种中药艾草精油制备方法与用途	CN110655990A	2020-01-07

（续表）

序号	专利权人	专利名称	专利号	授权日期
78	申志敏，等	一种活性艾草保健枕头	CN209898961U	2020-01-07
79	陈　镇，等	艾叶色素染料在纤维素纤维同浴媒染工艺中的应用	CN106835769B	2019-12-24
80	黄　建，等	一种含艾叶精油的抑菌止痒洗发水及其制备方法	CN110585081A	2019-12-20
81	刘国成，等	艾草抗菌防水防螨床笠	CN110565388A	2019-12-13
82	刘国成，等	艾草抗菌被	CN110547637A	2019-12-10
83	杨成东，等	一种艾草精油的提取方法	CN110540904A	2019-12-06
84	刘国成，等	艾草驱蚊冷暖两用毯	CN110512381A	2019-11-29
85	申志敏，等	一种活性艾草床垫	CN209629207U	2019-11-15
86	陈全喜，等	艾草床垫	CN209629222U	2019-11-15
87	赵申华，等	一种保健艾草床垫	CN209528610U	2019-10-25
88	程　勇，等	一种具有单方艾草精油的艾绒和制品及其加工方法	CN110353984A	2019-10-22
89	黄效华，等	艾草提取物在改性羊毛纤维中的应用	CN110344244A	2019-10-18
90	李　俊，等	艾草贴	CN209500038U	2019-10-18
91	李铭春，等	一种艾草精油微胶囊及其制备方法	CN110314621A	2019-10-11
92	曹高月，等	一种艾叶面条及其制备方法	CN110313585A	2019-10-11
93	彭恩国，等	一种艾草沐浴液	CN110279637A	2019-09-27
94	陈　民，等	一种艾草纤维床上用品及其制备方法	CN110273218A	2019-09-24
95	刘　路，等	一种萃取艾草精油的方法	CN110240973A	2019-09-17
96	黄效华，等	利用艾草改性山羊绒纤维的方法	CN110241606A	2019-09-17
97	朱成娟，等	一种天然保湿的艾草护肤霜及其制备方法	CN110179741A	2019-08-30
98	何明炼，等	一种低糖艾叶米果	CN110179060A	2019-08-30
99	程胜中，等	清凉艾草卫生巾芯片	CN209301494U	2019-08-27
100	古东月，等	一种艾草足浴包	CN209301748U	2019-08-27
101	白永健，等	一种艾草功能性无纺布及其制备方法	CN107354725B	2019-08-23
102	王子凯，等	一种艾草足浴包	CN209286117U	2019-08-23
103	蔡俊英，等	一种艾叶一片式女裤	CN209284332U	2019-08-23

（续表）

序号	专利权人	专利名称	专利号	授权日期
104	田晓丽，等	一种艾草明目眼罩	CN209270069U	2019-08-20
105	何　璇，等	一种艾草组合物抗口蹄疫喷剂及其制备方法	CN110101806A	2019-08-09
106	梁日坤，等	一种便于组装使用的艾叶棒	CN209204035U	2019-08-06
107	金凯震，等	一种具有抗菌、抗病毒功能的艾草混纺纱线	CN110055646A	2019-07-26
108	吴晨奇，等	一种凝固型艾草酸奶的制备方法	CN109997913A	2019-07-12
109	程胜中，等	一种具有艾草组合物芯片的卫生巾	CN209091877U	2019-07-12
110	刘国成，等	艾草驱蚊凉感席	CN109965619A	2019-07-05
111	刘国成，等	一种艾草抗菌驱蚊垫	CN109938520A	2019-06-28
112	刘福振，等	一种艾草纳米微胶囊保健地毯	CN109938569A	2019-06-28
113	董保双，等	一种艾草糯米糕及其制备方法	CN109892514A	2019-06-18
114	刘国成，等	一种艾草驱蚊布料	CN109878168A	2019-06-14
115	王建辉，等	一种新型艾草坐垫	CN208957375U	2019-06-11
116	刘国成，等	艾草安神枕	CN109832898A	2019-06-04
117	李茁壮，等	一种艾草脉枕	CN208910226U	2019-05-31
118	李茂林，等	一种艾草热奄包	CN208910941U	2019-05-31
119	潘玉星，等	一种艾草艾灸衣	CN208910942U	2019-05-31
120	李班班，等	一种艾草香囊	CN208911040U	2019-05-31
121	徐耀京，等	一种艾草艾附暖宫贴	CN208905828U	2019-05-28
122	岳　春，等	一种艾草黄酒的制备工艺	CN109797067A	2019-05-24
123	张守合，等	一种艾草饼	CN109758366A	2019-05-17
124	黄效华，等	一种艾草聚酯纤维及其制备方法	CN109763192A	2019-05-17
125	陈　平，等	一种以艾草精油、磷脂和吡咯喹啉醌为基础的皮肤搽剂	CN109718136A	2019-05-07
126	魏海英，等	一种艾草扒鸡的配方及制作方法	CN109699938A	2019-05-03
127	黄贤孙，等	一种艾草防脱洗发乳及其制备方法	CN109662923A	2019-04-23
128	黄贤孙，等	一种草方艾草祛痘膏及其制备方法	CN109602777A	2019-04-12
129	赖国全，等	一种便于手持使用的艾草皂	CN208717278U	2019-04-09
130	杨书广，等	一种艾草坐垫	CN208692689U	2019-04-05

（续表）

序号	专利权人	专利名称	专利号	授权日期
131	金一平，等	一种艾草无纺布及其制造方法	CN109554825A	2019-04-02
132	朱美玲，等	艾叶在制备治疗帕金森病的艾条中的应用	CN109549840A	2019-04-02
133	岳　瑾，等	一种艾草曲奇饼干及其制备方法	CN109527040A	2019-03-29
134	赵国平，等	一种艾草液的配方	CN109528799A	2019-03-29
135	李小英，等	一种益母草艾草泡脚粉及其制备方法	CN109512989A	2019-03-26
136	代领军，等	一种艾叶的加工方法及其产品和艾条	CN109498440A	2019-03-22
137	古东月，等	一种艾草婴幼儿肚兜	CN208573046U	2019-03-05
138	武洪民，等	一种艾草通鼻枕	CN208573361U	2019-03-05
139	张咸升，等	一种量产艾草除草剂及其制备方法	CN109418304A	2019-03-05
140	王丽英，等	艾叶醋	CN109423425A	2019-03-05
141	马哲高，等	一种艾叶颗料保健枕	CN208550828U	2019-03-01
142	赵路通，等	一种红花艾草泡脚保健粉及其制备方法	CN109381501A	2019-02-26
143	金之剑，等	艾草抗菌剂及其制备方法	CN109362796A	2019-02-22
144	杨崇仁，等	一种含有艾叶提取物的咀嚼片	CN105168756B	2019-02-22
145	龙新平，等	一种艾草开穴液及其制作方法	CN109355155A	2019-02-19
146	刘晓娟，等	一种艾草艾绒背心	CN208490890U	2019-02-15
147	徐耀京，等	一种艾草艾绒护腕	CN208490926U	2019-02-15
148	田秀梅，等	一种艾草槟榔纤维枕芯及其制作方法与应用	CN109330307A	2019-02-15
149	王一飞，等	一种艾叶驱蚊露及其制备方法	CN106344437B	2019-02-15
150	王一飞，等	一种艾草保健驱蚊桌	CN208446470U	2019-02-01
151	彭晓玲，等	破壁艾草纳米银芯片及其制备方法和卫生巾	CN109259940A	2019-01-25
152	赵路通，等	一种艾草沐浴粉及其制备方法	CN109260091A	2019-01-25
153	赵路通，等	一种老姜艾草沐浴保健包及制备方法	CN109260442A	2019-01-25
154	王一飞，等	一种艾草保健卫生巾及其制备方法	CN106943618B	2019-01-18
155	赵路通，等	一种艾草泡脚粉及其制备方法	CN109223866A	2019-01-18
156	王一飞，等	一种艾叶保健酒及其制备方法	CN105838560B	2019-01-18

（续表）

序号	专利权人	专利名称	专利号	授权日期
157	辛斌杰，等	一种含艾草微胶囊的丝素蛋白中空纤维及其制备方法	CN109183173A	2019-01-11
158	龙 蕾，等	一种含艾叶粉的肉禽饲料	CN109170205A	2019-01-11
159	王一飞，等	一种艾草保健香薰挂件	CN208343790U	2019-01-08
160	陈全喜，等	一种艾草床垫的制作方法	CN109129804A	2019-01-04
161	沈 娇，等	一种艾草创可贴	CN109124875A	2019-01-04
162	沈 娇，等	一种女用艾草卫生护垫	CN109124888A	2019-01-04
163	孙玉春，等	一种艾草绒纸及其制备方法	CN109137601A	2019-01-04
164	耿丽平，等	一种艾草养生肚兜	CN208300966U	2019-01-01
165	王一庆，等	一种艾草女性肚兜	CN208300972U	2019-01-01
166	李茂林，等	一种艾草护膝包	CN208301004U	2019-01-01
167	韩建书，等	一种艾草足浴包	CN208307503U	2019-01-01
168	周文芳，等	一种艾草酸奶及其制备方法	CN109042880A	2018-12-21
169	钟 秋，等	一种壮家艾叶饼的生产方法	CN109007555A	2018-12-18
170	赖国全，等	具有驱蚊止痒功能的艾草皂	CN108949388A	2018-12-07
171	刘 杨，等	一种艾草手工皂	CN108929811A	2018-12-04
172	徐 辉，等	一种含有艾草成分的植物墙板	CN108887005A	2018-11-27
173	王一飞，等	一种艾草膏及其制备方法	CN108888646A	2018-11-27
174	陈胜松，等	一种含有艾叶的鸡饲料及其制备方法	CN108887512A	2018-11-27
175	沈 娇，等	一种艾草保健鞋面	CN108851318A	2018-11-23
176	游炳权，等	食用香艾草卷烟	CN108835708A	2018-11-20
177	沈 娇，等	一种艾草靠垫	CN108839401A	2018-11-20
178	陈文进，等	一种艾草布鞋	CN208114085U	2018-11-20
179	解西津，等	一种金丝艾草茶的制备方法	CN108740209A	2018-11-06
180	解西津，等	一种银丝艾草茶的制备方法	CN108740210A	2018-11-06
181	沈 娇，等	一种艾草保健鞋底	CN108741419A	2018-11-06
182	王一飞，等	一种艾草保健床垫	CN208002491U	2018-10-26
183	申志敏，等	活性艾草床垫	CN108685387A	2018-10-23
184	沈 娇，等	一种艾叶果酱及其制备方法	CN108685069A	2018-10-23

（续表）

序号	专利权人	专利名称	专利号	授权日期
185	夏本秀，等	一种艾叶炭及其制备方法、检测方法	CN108671001A	2018-10-19
186	李梦芸，等	一种艾草沐浴露	CN108653071A	2018-10-16
187	沈　娇，等	一种艾草艾绒热灸靠背垫	CN108635216A	2018-10-12
188	徐　海，等	一种艾叶纸尿裤	CN207950012U	2018-10-12
189	周永东，等	一种艾叶马蹄萝卜糕及其制备方法	CN108618021A	2018-10-09
190	古飞鸣，等	艾叶胡柚果保健粉的制备方法	CN108576716A	2018-09-28
191	刘朝延，等	一种艾草洗发水及其制备方法	CN108553367A	2018-09-21
192	梁秀雪，等	一种艾草车载靠枕套件	CN207870696U	2018-09-18
193	申志敏，等	活性艾草保健枕头	CN108542212A	2018-09-18
194	沈　娇，等	一种艾叶做的年糕	CN108477479A	2018-09-04
195	贺明友，等	一种艾草卫生巾	CN207693785U	2018-08-07
196	何　姗，等	一种艾叶远红外保健袋	CN207666863U	2018-07-31
197	钟万琼，等	一种含艾草的理疗护垫	CN207640571U	2018-07-24
198	沈　娇，等	一种艾叶做的果酱	CN108308578A	2018-07-24
199	王海兵，等	一种艾草抑菌防霾口罩	CN207613235U	2018-07-17
200	王红星，等	一种艾草抗菌毛巾及其生产方法	CN108265374A	2018-07-10
201	李晓静，等	一种艾叶防风中药治皮肤瘙痒症泡腾片	CN108261463A	2018-07-10
202	沈　娇，等	一种艾叶做的糯米糕	CN108244477A	2018-07-06
203	秦　凯，等	一种艾草背包	CN207544599U	2018-06-29
204	王　辉，等	一种艾草绿茶清热保健饼干以及制备工艺	CN108174893A	2018-06-19
205	翁荣弟，等	一种艾草多功能内裤	CN207341186U	2018-05-11
206	陈　亮，等	一种一次性艾草植物贴	CN207341921U	2018-05-11
207	葛啸虎，等	一种含艾叶干细胞提取物的抑菌止痒组合物及其应用	CN107982198A	2018-05-04
208	王代军，等	一种艾叶挥发油及其制备方法	CN107974350A	2018-05-01
209	陈颖敏，等	一种保健艾叶粑的加工方法	CN107960594A	2018-04-27
210	陈　龙，等	一种艾草茯苓热敷袋	CN107929705A	2018-04-20
211	陆红春，等	一种保健艾叶洗浴剂	CN107929202A	2018-04-20

（续表）

序号	专利权人	专利名称	专利号	授权日期
212	葛啸虎，等	一种含艾叶干细胞提取物的祛痘护肤品	CN107929222A	2018-04-20
213	王一飞，等	一种艾草保健驱蚊台灯	CN207247044U	2018-04-17
214	黄志斌，等	一种艾草黄芪足浴粉	CN107898940A	2018-04-13
215	吴龙梅，等	一种含有骨胶原的艾叶爽肤水及其制备方法	CN107898744A	2018-04-13
216	韩纪胜，等	一种艾叶中药蚊香	CN107864999A	2018-04-03
217	葛啸虎，等	一种含艾叶干细胞提取物的净白组合物及其应用	CN107854419A	2018-03-30
218	陈海佳，等	一种含艾叶干细胞提取物的祛皱护肤品及其制备方法	CN107854421A	2018-03-30
219	孙立立，等	一种从艾叶中提取黄酮类成分的方法	CN107854507A	2018-03-30
220	肖　峰，等	一种复凝聚法制备艾叶油微胶囊的方法	CN107828514A	2018-03-23
221	吕红林，等	一种含有艾草提取物的果蔬洗涤剂	CN107779305A	2018-03-09
222	陆红春，等	一种艾叶组合驱蚊药水	CN107753412A	2018-03-06
223	马述腾，等	一种艾草黄酮祛斑凝胶	CN107744483A	2018-03-02
224	孔　蓉，等	一种艾草功能纱线	CN207047453U	2018-02-27
225	解殿伟，等	一种低糖艾草蜂蜜面包及其制备方法	CN107711987A	2018-02-23
226	罗建光，等	一种艾草麻床垫的制备方法	CN107692648A	2018-02-16
227	吴孟学，等	一种艾草酸奶及其制备方法	CN107646973A	2018-02-02
228	袁　雪，等	艾草熏灸罐	CN304483940S	2018-01-30
229	余秋雨，等	一种艾草芦荟牙膏	CN107638366A	2018-01-30
230	梁鼎天，等	一种艾草绒毛球制作方法	CN107626034A	2018-01-26
231	马述腾，等	一种艾草提取物冻疮软膏	CN107595915A	2018-01-19
232	陈鸿材，等	艾草贴底座	CN304459686S	2018-01-16
233	廖艳卿，等	一种艾叶手足癣药浴液及其制备方法	CN107582762A	2018-01-16
234	张怀军，等	一种保健艾草挂件及其制备方法	CN107539010A	2018-01-05
235	王　鑫，等	一种艾草膏药的制备方法	CN107536990A	2018-01-05
236	孙　政，等	一种抗菌消炎的艾草牙膏及其制备方法	CN107519071A	2017-12-29
237	朱任林，等	一种艾草痱子粉	CN107496234A	2017-12-22
238	翁荣弟，等	一种艾草负离子内裤	CN206760778U	2017-12-19

（续表）

序号	专利权人	专利名称	专利号	授权日期
239	倪 龙，等	一种艾叶驱蚊虫汁	CN107484777A	2017-12-19
240	黎力冲，等	艾叶草本护理卫生巾芯片及卫生巾	CN107485729A	2017-12-19
241	孙 政，等	一种艾草香皂及其加工工艺	CN107446731A	2017-12-08
242	章 云，等	一种艾草足浴粉	CN107441469A	2017-12-08
243	许海波，等	艾草驱蚊液	CN107440980A	2017-12-08
244	孙 政，等	一种艾草茶的加工工艺	CN107372963A	2017-11-24
245	陈 亮，等	一种艾草植物贴	CN206642083U	2017-11-17
246	吴兆盈，等	一种艾叶纸尿裤	CN206630771U	2017-11-14
247	黄 强，等	一种艾草风味豆花	CN107319006A	2017-11-07
248	施红刚，等	一种艾草窗帘	CN107319900A	2017-11-07
249	刘健祥，等	艾草纸尿裤	CN206597088U	2017-10-31
250	王一飞，等	一种含艾叶多糖的儿童牙膏及其制备方法	CN107260578A	2017-10-20
251	吴 寒，等	一种艾叶空气净化剂	CN107213496A	2017-09-29
252	张俊辉，等	一种艾叶胡柚果茶粉的制作方法	CN107156352A	2017-09-15
253	王一飞，等	一种含艾叶精油的眼贴及其制备方法	CN107137449A	2017-09-08
254	邓松羽，等	艾草牙膏	CN107115235A	2017-09-01
255	吴国清，等	艾草抗菌活血功能纤维纱线	CN206418242U	2017-08-18
256	张殿荣，等	一种艾草暖贴	CN206414383U	2017-08-18
257	张早行，等	一种艾草粉的制作方法	CN107007644A	2017-08-04
258	朱任林，等	一种艾叶保健卫生巾	CN107007868A	2017-08-04
259	刘健祥，等	艾草卫生巾	CN206365983U	2017-08-01
260	谭 浩，等	一种艾叶配方牙膏及其制备方法	CN106974866A	2017-07-25
261	徐继成，等	一种具有高透气性的艾草保健棉拖鞋	CN206324313U	2017-07-14
262	王一飞，等	一种艾草保健卫生巾及其制备方法	CN106943618A	2017-07-14
263	张吉汇，等	一种艾叶枕头	CN206303589U	2017-07-07
264	孙爱梅，等	一种艾叶保健药枕	CN106901567A	2017-06-30
265	张立源，等	一种含有艾叶提取物的花露水	CN106902041A	2017-06-30
266	张美玲，等	一种艾草香薰鞋垫	CN106820432A	2017-06-13

（续表）

序号	专利权人	专利名称	专利号	授权日期
267	李春梅，等	艾叶油去甲醛环保涂料	CN106810983A	2017-06-09
268	李山峰，等	艾草床垫	CN206213658U	2017-06-06
269	谢庆生，等	一种艾草理疗贴及其配方	CN106692900A	2017-05-24
270	翁荣弟，等	一种艾草被	CN206151077U	2017-05-10
271	翁荣弟，等	艾草被	CN304093408S	2017-04-05
272	乔志平，等	一种艾叶泡腾片及其制备方法	CN106538922A	2017-03-29
273	骆百林，等	艾草牙膏盒	CN304070913S	2017-03-15
274	杨春茵，等	一种提神艾草香薰及其制备方法	CN106421853A	2017-02-22
275	程丽秀，等	一种马油艾草膏及其制备方法	CN106389264A	2017-02-15
276	王超群，等	养胃艾叶香草味月饼及其制备方法	CN106376635A	2017-02-08
277	陈海燕，等	一种艾草微胶囊面料的生产方法	CN106367975A	2017-02-01
278	吴兆盈，等	一种艾叶纸尿裤	CN106361505A	2017-02-01
279	王一飞，等	一种艾叶驱蚊露及其制备方法	CN106344437A	2017-01-25
280	杨春茵，等	一种保健艾草香薰及其制备方法	CN106334206A	2017-01-18
281	马　飞，等	一种艾草饮片配方及其制作工艺	CN106310020A	2017-01-11
282	高国龙，等	一种艾草复方膏药及其制备方法	CN106309572A	2017-01-11
283	屠明鑫，等	一种艾叶聚氨酯复合家居发泡海绵	CN106279608A	2017-01-04
284	王　卫，等	一种艾叶精油消毒湿巾及其制备方法	CN106265146A	2017-01-04
285	莫明鑫，等	一种艾草驱蚊香剂及其制备方法	CN106234471A	2016-12-21
286	陈普生，等	一种艾叶牙膏	CN106236649A	2016-12-21
287	陈燕榕，等	一种艾草改性吸附剂	CN106215877A	2016-12-14
288	黄效华，等	一种含艾草提取物的驱蚊黏胶纤维的制备方法	CN106222777A	2016-12-14
289	罗　盈，等	一种艾叶粽子	CN106173989A	2016-12-07
290	孙　岳，等	一种促进肠胃蠕动的艾叶养生茶及其制备方法	CN106177715A	2016-12-07
291	骆百林，等	一种艾草牙膏工艺流程	CN106137829A	2016-11-23
292	郭宏彬，等	一种含艾叶成分的水暖毯能量液	CN106147722A	2016-11-23
293	沈　莲，等	一种包含艾叶的中药及其制备方法	CN106138431A	2016-11-23

（续表）

序号	专利权人	专利名称	专利号	授权日期
294	黄效华，等	一种高强度艾草抑菌黏胶纤维的制备方法	CN106048762A	2016-10-26
295	骆百林，等	一种艾草沐浴露工艺流程	CN106038408A	2016-10-26
296	乔海平，等	一种艾草艾绒热灸靠背垫	CN205598209U	2016-09-28
297	乔海平，等	一种艾叶花茶的制作方法	CN105941744A	2016-09-21
298	马哲高，等	艾叶颗粒保健枕	CN205568506U	2016-09-14
299	游国华，等	一种艾叶包子	CN105851848A	2016-08-17
300	王一飞，等	一种含有艾叶的治疗慢性肝炎的中药制剂及其制备方法	CN105853662A	2016-08-17
301	徐　俊，等	一种骨粉艾叶补益粉丝及其制备方法	CN105831717A	2016-08-10
302	倪姚阳，等	一种艾叶红豆面包	CN105831205A	2016-08-10
303	单　来，等	一种艾叶杀菌手工皂的制作方法	CN105733852A	2016-07-06
304	刘学键，等	一种含艾叶的治疗闭经的药物组合物	CN105727237A	2016-07-06
305	陈喜军，等	一种艾叶温经止血代茶冲泡饮剂及其制备方法	CN105707352A	2016-06-29
306	邹　涛，等	一种含艾叶的治疗骨折的药物组合物及其制备方法	CN105687487A	2016-06-22
307	赵爱民，等	一种即食艾叶软糕及其制作方法	CN105661317A	2016-06-15
308	葛红东，等	一种艾叶菜干及其制作方法	CN105614285A	2016-06-01
309	刘学键，等	一种含有艾叶的具有止痛功效的中药组合物	CN105582486A	2016-05-18
310	柳荣华，等	一种含有艾叶的治疗阴道出血症的中药组合物	CN105561078A	2016-05-11
311	乔海平，等	一种女用艾草卫生护垫	CN205198279U	2016-05-04
312	郭　琴，等	一种艾叶蚊香及其制作方法	CN105532761A	2016-05-04
313	黄丽婷，等	一种提取艾叶中黄酮的方法	CN105535061A	2016-05-04
314	叶宗耀，等	一种含艾叶的治疗习惯性流产的药物制剂及其制备方法	CN105477514A	2016-04-13
315	梁文成，等	一种艾草混合皂	CN105462727A	2016-04-06
316	尚　艳，等	一种艾叶药枕的中药组合和制备方法	CN105456649A	2016-04-06
317	邓凤桂，等	一种含有艾叶的具有活血化瘀功能的中药组合物及其制备方法	CN105456447A	2016-04-06

（续表）

序号	专利权人	专利名称	专利号	授权日期
318	凌良仲，等	艾草纤维及其制备方法	CN105442055A	2016-03-30
319	王一飞，等	一种艾草靠垫	CN205093985U	2016-03-23
320	王一飞，等	新型艾草保健鞋垫	CN205093673U	2016-03-23
321	叶宗耀，等	一种含有艾叶的润肠通便的药物制剂及其制备方法	CN105412424A	2016-03-23
322	刘其祥，等	艾叶洗浴香包	CN105395409A	2016-03-16
323	杨立志，等	艾叶安神液体熏香及其制备方法	CN105395811A	2016-03-16
324	凌良仲，等	一种艾草复合纤维及其制备方法	CN105369378A	2016-03-02
325	王成祥，等	一种除臭艾草香水	CN105362122A	2016-03-02
326	梁秀萍，等	一种艾叶花露水及其制备方法	CN105342918A	2016-02-24
327	李志明，等	一种艾草床垫	CN205006410U	2016-02-03
328	庄锦明，等	一种艾草纳米微胶囊保健无纺布	CN205009690U	2016-02-03
329	黄　浩，等	一种含艾叶提取物的PVC合成革及其生产方法	CN105297469A	2016-02-03
330	刘学键，等	一种制备含有艾叶的治疗肥胖症的中药制剂的方法	CN105288498A	2016-02-03
331	王一飞，等	一种含有艾叶提取物的抗菌洗洁精	CN105255596A	2016-01-20
332	张金景，等	一种艾草保健贴	CN204890941U	2015-12-23
333	洪碧华，等	一种艾草抗菌创可贴	CN204890716U	2015-12-23
334	杨崇仁，等	一种含有艾叶提取物的饼干	CN105165994A	2015-12-23
335	夏穆兰，等	艾叶沐浴露	CN105168056A	2015-12-23
336	乔海平，等	一种艾草涂料制备方法	CN105153908A	2015-12-16
337	秦红梅，等	一种艾草祛湿饼干	CN105123839A	2015-12-09
338	洪碧华，等	一种艾草创可贴	CN204814418U	2015-12-02
339	袁海忠，等	一种艾草保健茶	CN105010664A	2015-11-04
340	王冬仙，等	艾草花冠茶及其制作方法	CN104996649A	2015-10-28
341	庞锦浩，等	一种艾叶糍粑及其制作方法	CN104982799A	2015-10-21
342	曾　侃，等	一种艾叶粽及其制作方法	CN104957530A	2015-10-07
343	王　祥，等	一种艾叶祛湿止痒汤料及其生产方法	CN104939192A	2015-09-30
344	金燕永，等	艾草温灸器	CN204655490U	2015-09-23

（续表）

序号	专利权人	专利名称	专利号	授权日期
345	洪华强，等	一种含有艾草的空调滤清器	CN204637811U	2015-09-16
346	饶先军，等	一种当归艾叶茶及其制备方法	CN104904963A	2015-09-16
347	曾　侃，等	一种艾叶糕及其制作方法	CN104886214A	2015-09-09
348	石家兵，等	一种艾叶灸剂及其制备方法	CN104888181A	2015-09-09
349	庄景山，等	一种具有艾草保健效果的装饰木皮	CN204605062U	2015-09-02
350	黄宝香，等	一种艾草保健墙纸	CN204609173U	2015-09-02
351	刘丽君，等	一种艾草护肤霜及其制备方法	CN104873433A	2015-09-02
352	庄景勇，等	一种艾草护理隔尿垫	CN204581789U	2015-08-26
353	伏思思，等	一种坐熏艾草健康理疗护垫	CN104841000A	2015-08-19
354	胡莲慧，等	一种艾草保健鞋垫	CN204541023U	2015-08-12
355	庄小霞，等	一种艾草保健塑身束腹带	CN204521089U	2015-08-05
356	蔡　钰，等	一种带艾草插片的鞋垫	CN204444444U	2015-07-08
357	吴金霞，等	艾叶养生中药茶饮品及制备方法	CN104757171A	2015-07-08
358	金　艳，等	一种艾叶茶	CN104738246A	2015-07-01
359	李德新，等	一种艾草高产栽培方法	CN104705055A	2015-06-17
360	林汉洙，等	艾叶纤维芯材及填充有艾叶纤维芯材的被子	CN104622127A	2015-05-20
361	刘文华，等	艾草孕妇保健鞋垫	CN204317664U	2015-05-13
362	伊立军，等	一种远红外线艾叶热能铺灸调理垫	CN104546439A	2015-04-29
363	王　超，等	一种新型含有艾叶的护垫	CN204274793U	2015-04-22
364	李　实，等	一种睡莲艾叶颈椎暖敷贴	CN104510787A	2015-04-15
365	崔　瑛，等	一种艾叶保健鞋垫	CN104414017A	2015-03-18
366	李　霞，等	一种治疗带状疱疹艾叶药贴	CN104415075A	2015-03-18
367	李　霞，等	一种艾叶油霜剂	CN104415076A	2015-03-18
368	王海玲，等	一种艾叶泡沫浴剂	CN104414900A	2015-03-18
369	崔　瑛，等	一种艾叶卫生棉条	CN104415397A	2015-03-18
370	陈治平，等	一种复合艾草卫生巾	CN204193129U	2015-03-11
371	卢　柳，等	一种艾叶甜茶及其制备方法	CN104336207A	2015-02-11
372	张庆之，等	一种艾叶提取物及制备工艺	CN104337853A	2015-02-11

（续表）

序号	专利权人	专利名称	专利号	授权日期
373	胡传亮，等	一种艾叶保健饮料	CN104273627A	2015-01-14
374	于丽霞，等	一种艾叶保健袜	CN104273660A	2015-01-14
375	罗红柱，等	艾叶室内清热解毒液配制方法	CN104274850A	2015-01-14
376	铁绍文，等	一种保健养生艾草理疗贴	CN104258356A	2015-01-07
377	秦长利，等	四柱艾草燃烧的手持雷火灸灯	CN204050292U	2014-12-31
378	苏刘花，等	一种艾叶挥发油的提取方法	CN104194917A	2014-12-10
379	江满春，等	一种艾叶砖及其制备方法	CN104171081A	2014-12-03
380	陈治平，等	一种复合艾草卫生巾	CN104147635A	2014-11-19
381	徐晓丽，等	艾草暖宫贴	CN203841888U	2014-09-24
382	万 静，等	一种艾叶驱蚊花露水	CN104042556A	2014-09-17
383	王志宏，等	一种用于空气消毒和驱蚊的艾叶提取物空气清新剂	CN103977443A	2014-08-13
384	谢桂斌，等	一种艾叶粑粑的制作方法	CN103932059A	2014-07-23
385	肖金作，等	艾草饮品的制备方法	CN103919219A	2014-07-16
386	陈 斌，等	一种艾叶儿茶素香烟	CN103919277A	2014-07-16
387	王兆兵，等	一种艾叶面条	CN103892193A	2014-07-02
388	王晓波，等	一种艾草纳米微胶囊保健地毯	CN203633939U	2014-06-11
389	黄鹏飞，等	一种艾叶风味生猪浓缩饲料配方	CN103844026A	2014-06-11
390	李发林，等	一种乌龙茶艾草泡脚粉及其制备方法	CN103816291A	2014-05-28
391	崔蕊静，等	一种艾叶饮料及其生产工艺	CN103815507A	2014-05-28
392	林东春，等	一种艾叶茶的制备方法	CN103766532A	2014-05-07
393	寇彩琴，等	艾叶防风液	CN103768225A	2014-05-07
394	宋 健，等	一种微波促进提取艾叶中活性成分的方法	CN103655660A	2014-03-26
395	黄美蓉，等	艾叶精油浴盐	CN103655350A	2014-03-26
396	骆志明，等	一种艾草护肤皂液	CN103614258A	2014-03-05
397	崔蕊静，等	艾叶醋	CN103614280A	2014-03-05
398	崔蕊静，等	一种艾叶酒及其制备方法	CN103468476A	2013-12-25
399	张献洋，等	多功能艾草针灸罐	CN203329032U	2013-12-11

（续表）

序号	专利权人	专利名称	专利号	授权日期
400	刘 佳，等	红花艾叶桑叶泡脚保健药	CN103432203A	2013-12-11
401	汪 雨，等	一种艾叶驱虫器	CN203290130U	2013-11-20
402	苏同亮，等	艾叶洗浴剂	CN103191401A	2013-07-10
403	吴夕平，等	一种含有艾叶的绿豆饼	CN103125557A	2013-06-05
404	宋 凯，等	一种艾草液的提取方法	CN102988442A	2013-03-27
405	邵绪霞，等	一种艾草驱蚊沐浴露	CN102846504A	2013-01-02
406	武成维，等	艾叶精油温热理疗器	CN202288816U	2012-07-04
407	庞 力，等	一种艾草膏体的制备方法	CN102462720A	2012-05-23
408	许银亚，等	艾叶液体蚊香及其制备方法	CN102428972A	2012-05-02
409	蔡超先，等	一种艾叶保健香茶	CN102370023A	2012-03-14
410	许银亚，等	艾叶蚊香	CN102326590A	2012-01-25
411	陈爱玲，等	艾叶记忆枕及制作工艺	CN102309200A	2012-01-11
412	万 鹏，等	一种艾叶油软胶囊及其制备方法	CN102283880A	2011-12-21
413	陈煜超，等	用于艾叶膏贴的温控电热灸仪	CN202036508U	2011-11-16
414	陈煜超，等	艾叶膏贴	CN201823086U	2011-05-11
415	苗广伟，等	一种艾叶驱虫器	CN102017940A	2011-04-20
416	王锦美，等	一种竹丝面艾叶枕头	CN201767597U	2011-03-23
417	孙国栋，等	竹纤维艾草防臭鞋垫	CN201709538U	2011-01-19
418	朱 聪，等	一种热封型艾叶过滤纸袋	CN201694560U	2011-01-05
419	张明耀，等	一种磁疗艾叶茶香功能枕	CN201641316U	2010-11-24
420	孙福莲，等	一种营养艾叶汤圆的制备方法	CN101773228A	2010-07-14
421	刘亚军，等	一种艾草植物纤维蚊香及其制备方法	CN101658193	2010-03-03
422	邓金城，等	艾草酿造酒的方法	CN101619281	2010-01-06
423	曾阳平，等	一种艾叶熏香	CN101601866	2009-12-16
424	孙福莲，等	一种营养保健艾叶饺子的制作方法	CN101263898	2008-09-17
425	刘俊静，等	一种艾叶油制剂及其制备方法	CN101181330	2008-05-21
426	林文楷，等	一种艾叶总黄酮的制备方法	CN101181331	2008-05-21
427	李万军，等	艾叶糍粑及其制作方法	CN101143004	2008-03-19
428	陈 江，等	当归艾叶冻疮汤	CN101049490	2007-10-10

（续表）

序号	专利权人	专利名称	专利号	授权日期
429	袁慧慧，等	以艾叶和苍术提取物为活性组分的杀虫剂	CN101006795	2007-08-01
430	蓝闽波，等	艾叶多糖提取物的用途	CN1962698	2007-05-16
431	章林法，等	艾叶蚊香及其生产方法	CN1784979	2006-06-14
432	蓝子花，等	一种艾叶驱蚊制品	CN1685846	2005-10-26
433	阎松柏，等	一种艾叶特效风湿寒暖疗袋	CN1227121	1999-09-01
434	史永前，等	一种以艾叶油为主的空气清新消毒剂及其制备工艺	CN1156540	1997-08-13
435	吴传福，等	苍术艾叶香的制造方法	CN1068502	1993-02-03
436	秦天聪，等	艾叶香烟的生产方法	CN1038207	1989-12-27